創薬研究のための
薬事と知財の
連結戦略ガイド

公益財団法人 がん研究会　知財戦略担当部長
レギュラトリーサイエンスエキスパート（PMRJ認定）
内海　潤 著

南山堂

はじめに

　創薬は本当に難しい．現在，新薬の研究開発が成功する確率は，化合物ベースで3万分の1ともいわれる．この宝くじに当たるに等しいような仕事を，少しでも成功に近づけるための効率的な手法はないものだろうか？

　もちろん，そのための努力は続けられてきており，次世代シークエンサーで疾患関連遺伝子を解析すること，治療標的分子を同定してスーパーコンピューターで構造化学的アプローチをすること，ロボットを使ったハイスループット・スクリーニングで活性化合物を探索すること，などのさまざまな最新創薬技術が駆使されている．それでも成功率が格段に上がったという話は聞かず，一方で，創薬のプロフェッショナルであるはずの大手製薬会社が開発最終段階の第Ⅲ相試験で開発を中止するケースも後を絶たない．

　今後，治療薬が必要とされる疾患には，加齢や多様な要因が絡む難治性の疾患が多く，創薬の難易度は上がる一方である．そのため，今まで以上に臨床に直結した病態生物学の研究を深める必要があることから，自前主義を排したオープンイノベーションの動きが世界中で盛んになってきた．当然，携わる研究開発者個人にもそれに応じた対応が求められてきており，たとえば，臨床医が直接開発に乗り出す医師主導治験はその代表例で，アカデミアの研究者や医師が創薬の実務を担う時代になったといえる．

　ところで，手続き面を改めて考えてみると，医薬品が世に出るためには国家による薬事承認が必須で，同時に事業展開のうえでは特許の取得も必須である．それゆえ，研究開発の実務としては，薬事と知財の知識と，それらの有機的な活用が成功の大きな鍵となっている．

　ところが薬事と知財は，行政面でも，企業の組織でも，大学の講座や担当部署も別々であり，しかも，これまで実務者間の交流はほとんどなかったといってよい．しかし，薬事と特許の申請に用いるデータは共通する創薬研究開発の試

験研究から生まれるため，研究開発の担当者または管理者が，薬事と知財の両方の視点と知識から，共通して使える研究開発データを取得すれば，効率のよい開発に寄与するはずであり，ひいては創薬の成功率を上げることも期待できる．

筆者は医薬品の研究開発者として，企業と大学で30年以上にわたって薬事と知財にかかわった経験をもつことから，この考えかたを「薬事戦略と知財戦略の連結的理解」と称して2012年ごろから大学院講義や公開セミナーで解説してきた．そうしたところ，複数の受講者から「その考えかたの解説本があったら読みたい」という要望をいただくこととなった．それが本書の誕生した契機である．たしかに，個別には薬事（もしくはレギュラトリーサイエンス）にも知財にも優れた解説書が多いものの，両者を連結的に解説した書物はなかったように思う．

本書では，創薬プロセスにおける薬事と知財（特許と同義で用いている）の連結を進める戦略的方法論を解説し，とくに創薬研究ではアカデミアの貢献が大きいことから，産学連携で活用できることを意識してまとめた．

執筆にあたっては，寺西豊氏（京都大学大学院医学研究科 特任教授），山本博一氏（元 京都大学産官学連携センター 特任教授），飯田香緒里氏（東京医科歯科大学 教授），永井純正氏（東京大学医科学研究所 講師），谷川英次郎氏（谷川国際特許事務所 所長）に大変貴重なご助言をいただいた．この場を借りて，厚くお礼を申し上げたい．

本書が，日夜多大な苦労をされている創薬研究に携わる研究者の方々と日本の創薬イノベーションに，少しでも貢献できれば，望外の喜びである．

2015年9月

公益財団法人 がん研究会
知財戦略担当部長

内 海 　 潤

目 次

第1章 医薬品開発における薬事と知財 ... 1

1-1 日本の医薬品産業の概況 ... 2
- 医薬品市場の動向 ... 2
- 医薬品開発の動向 ... 2

1-2 日本の医薬品産業の事業モデル ... 6
- 医薬品開発のアウトライン ... 6
- 医薬品開発に必要な条件 ... 8
- 医薬品産業の特徴 ... 8

1-3 医薬品開発の経済的合理性 ... 12
- 医薬品の研究開発にかかる費用は？ ... 12
- 開発コストと事業戦略 ... 13
- 制度上の開発支援 ... 15
- 医薬品開発コストと寿命延伸効果 ... 15

1-4 なぜ薬事戦略が必要なのか？ ... 16
- 研究開発のプロセスと薬事データの取得 ... 16
- 医薬品開発とレギュラトリーサイエンス ... 19
- 薬事承認を受けるために ... 20

1-5 なぜ知財戦略が必要なのか？ ... 23
- 医薬品事業と特許の緊密な関係 ... 23
- 医薬品の特許は高価？ ... 25

1-6 国際競争下の医薬品開発 ... 29
- 特許からみた日本の医薬品事業の国際競争力は？ ... 29
- 特許は医薬品事業の守りの要 ... 31
- 臨床ニーズから生む創薬特許 ... 32

第2章 薬事戦略と知財戦略の連結的理解 ... 37

2-1 薬事戦略と知財戦略の連結マネジメント ... 38
- 薬事戦略と知財戦略の関係 ... 38

- ◆ アカデミア創薬に必須の6本の柱 … 39
- ◆ 薬事戦略と知財戦略の支援機関 … 43

2-2 薬事戦略と知財戦略の連結による研究開発の基本戦略 … 44
- ◆ 医薬品研究開発の各ステージで行うべきことを整理する … 44
- ◆ 「医薬品＝物質＋情報」 … 46
- ◆ 医薬品の添付文書からみる開発プロセス … 47

2-3 薬事データと知財データの連結的関係 … 52
- ◆ 申請書類からみる薬事と特許 … 53
- ◆ 薬事審査と特許審査 … 54

2-4 世界の動向からみた薬事戦略と知財戦略の連結性 … 56
- ◆ 日本の薬事法改正 … 57
- ◆ 日本医療研究開発機構（AMED）の発足 … 57
- ◆ 欧米における研究開発推進 … 60

第3章　薬事戦略と知財戦略の連結的対応 … 65

3-1 知財戦略マネジメントの実務 … 66
- ◆ 基礎研究段階の知財戦略 … 66
- ◆ 開発段階の知財戦略 … 67
- ◆ 特許保護の対象となるものは？ … 68
- ◆ 特許出願の前に十分な調査と実施例を！ … 69
- ◆ 知財戦略を加味した研究計画 … 70
- ◆ 製品化のための製剤特許 … 71
- ◆ 解析技術の進展による知財戦略の留意点 … 72

3-2 新医薬品の保護期間と関連技術 … 74
- ◆ 保護期間の延長 … 74
- ◆ 個別化医療と知財戦略 … 76

3-3 薬事戦略マネジメントの実務 … 76
- ◆ 創薬標的分子の選定 … 77
- ◆ 製造・品質規格の検討 … 78
- ◆ 非臨床試験 … 78
- ◆ 臨床試験（治験） … 79

- ◆ 薬事承認申請 ... 81
- ◆ 製造承認・販売 ... 82

3-4 医薬品の薬事承認要件 ... 82
- ◆ 薬事承認されるためには ... 83
- ◆ 個別化医療と薬事戦略 ... 85

3-5 薬事戦略と知財戦略の連結による研究開発の留意点 ... 86

第4章 アカデミアにおける創薬研究と産学連携 ... 93

4-1 アカデミアの創薬への貢献 ... 94
- ◆ 医療分野の特許と学術研究 ... 94
- ◆ 米国におけるアカデミア創薬の成功 ... 96

4-2 産学連携によるアカデミア創薬への期待 ... 97
- ◆ 創薬における産学連携の意義 ... 97
- ◆ 製薬企業がアカデミアに求める役割 ... 98
- ◆ 産学連携における世界の動き ... 104
- ◆ 産学連携でアカデミアが目指すべきもの ... 104
- ◆ ドラッグ・リポジショニング ... 107

4-3 アカデミアにおける薬事戦略の留意点 ... 108
- ◆ アカデミア創薬でまず考えるべきこと ... 110
- ◆ アカデミア創薬に求められる薬事戦略 ... 114

4-4 アカデミアにおける知財戦略の留意点 ... 115
- ◆ 使われる"かもしれない"特許 ... 117
- ◆ 特許の作成プロセス ... 118
- ◆ 使える特許にするための条件 ... 119
- ◆ 研究の初期から始める知財戦略 ... 120
- ◆ 「研究を守る」ための特許か「研究を活かす」ための特許か ... 121
- ◆ 特許出願時に気をつけるべきこと ... 123

4-5 アカデミア創薬と産学連携マネジメント ... 125
- ◆ 産学連携マネジメントの理想形を求めて ... 125
- ◆ 日本の産学官連携の取り組み ... 126

第5章　創薬成功事例に学ぶ薬事戦略と知財戦略　　137

5-1　薬事戦略と知財戦略の連結性の解析法　　138
- ◆ 薬事戦略情報の調査法　　138
- ◆ 知財戦略情報の調査法　　142
- ◆ 薬事戦略と知財戦略の連結性解析　　144
- ◆ 創薬成功事例の解析　　147

5-2　ナルフラフィンの創薬事例　　149
- ◆ 開発の背景　　149
- ◆ 候補化合物の同定と最適化　　150
- ◆ 臨床試験の経過と開発方針の転換　　151
- ◆ 開発目標の再設定　　153
- ◆ 適応症変更後の臨床試験　　155
- ◆ ナルフラフィンの開発から読み取る知財戦略と薬事戦略　　157

5-3　フィンゴリモドの創薬事例　　163
- ◆ 開発の背景　　163
- ◆ 候補化合物の探索と最適化　　164
- ◆ フィンゴリモドによる新規免疫制御機序の発見　　166
- ◆ 評価系の工夫がもたらしたセレンディピティ　　167
- ◆ 臨床試験の経過と開発方針の転換　　168
- ◆ 適応症の変更と臨床試験　　169
- ◆ フィンゴリモドの開発から読み取る知財戦略と薬事戦略　　172

5-4　創薬の成功事例からの考察　　177
- ◆ 薬事申請を見すえた対象疾患と評価系の選定を行う　　177
- ◆ 医薬品化を目指すならば製剤開発にも注力を　　179
- ◆ 成功事例が伝える現場主義と科学への貢献　　180

日本語索引　　185
外国語索引　　187

Column

3万分の1と4.1%	4
依りどころは科学的エビデンス	11
創薬によって世界へ貢献する国	22
「科学と技術」，「発見と発明」，「実用化と事業化」	35
「薬になればよい」と「承認をとる」	51
PMDAの特色	59
JPO，USPTO，EPO，WIPO	62
「面白い研究」と「薬にしたい研究」	64
創薬・製薬・育薬	73
「研究所－知財部－薬事部」の関係	91
特許は活用されてこそ面白い	92
産学連携における大学院生の貢献	103
バーチ・バイ議員とロバート・ドール議員	106
大学知財部が大学発明をダメにする？	111
目利き，腕利き，口利き	112
「教える能力」と「教わる能力」	131
薬事に関する大学研究者の3つのFAQ	132
知財に関する大学研究者の3つのFAQ	134
創薬に向けたマインドセット	148
研究達成よりも難しいこと	162
「深は新」，「真は進」	176
イノベーションを生む人	182

第1章 医薬品開発における薬事と知財

　医薬品が世に出るためには，研究，開発，製造，販売という，一般的な製造販売業の事業形態に乗らなくてはならない．この事業形態のなかに，薬事承認と特許取得という，事業に必須の2つの国家承認のプロセスがあるのが，医薬品事業の特徴である．

　一方，事業者は，事業経営をするうえで合理的な動機をもって事業化の可否を判断していく．したがって，事業化戦略のなかに，薬事戦略と知財戦略がうまく組み込まれるのが理想であろう．

　この章は，医薬品開発において，国からの許認可を得るためにはどのような事業戦略が必要かという意識で読んでいただけると，薬事と知財の関係が頭に入りやすいと思われる．

　また，新薬を生み出すには多大な時間と費用がかかり，かつ，ハイリスクであることも理解いただきたい．

1-1　日本の医薬品産業の概況

　本書における医薬品とは，医療用医薬品(医師もしくは歯科医師によって使用され，またはこれらの者の処方箋によって使用されることを目的として供給される医薬品)を想定している．それではまず，医薬品産業の現状を概観してみよう．

◆ 医薬品市場の動向

　世界の医薬品市場は約9,800億ドル(2013年当時)で，そのなかで日本の市場規模は約10%，国別では北米の約37%に次ぐ世界第2位の市場である．日本の国民医療費(約40兆円)に占める薬剤費比率は20%強で，薬剤費は約9兆円にのぼる[1]．また，毎年100品目程度の新医薬品が薬事承認されているが，このうち医薬成分が新規である新有効成分含有医薬品〔NME (New Molecular Entity)〕は，おおむね3分の1にあたる三十数品目である[2]．ただし，日本で承認された新有効成分含有医薬品の発祥国をみると，海外オリジンの(海外で開発された)製品が約80%強で，日本オリジンの製品は20%に満たず，海外産の医薬品が主体という状況である．その結果，わが国の医薬品貿易収支は約1.8兆円の貿易赤字(2013年当時)になっている(とはいえ，日本企業が海外工場で製造した製剤を輸入し，国内で小分けして製品化するケースもあるので，貿易収支の赤字額分がそのまま海外に流出しているということではない)．しかも，この内外の差は拡大傾向が続いており，さらに，日本の製薬企業には世界トップ15に入る企業もないことから[1]，現在，わが国の医薬品産業の活性化が国家レベルで議論されているところである．

　医薬品における内外格差は，単に開発力だけではなく，承認数の面でも出ており，2011年の時点で，世界売上の上位150品目のうち日本で未上市となっている医薬品は18%程度もある．早期に患者の利益につなげるために，ドラッグラグ(開発ラグと審査ラグを合わせた新薬承認の時間差のことで，開発ラグの方が問題となっている)の解消が，解決すべき課題として指摘されている[3]．

◆ 医薬品開発の動向

　医薬品の種類別では，世界的にバイオ医薬品(有効成分が，抗体や生理活性

タンパク質などの生物由来物質である医薬品）の売上が大きく伸びてきている．世界売上の上位50品目にランクインしたバイオ医薬品の合計売上額は，2004年の約20億ドルから，2013年には5倍に及ぶ約100億ドルに拡大しており，上位50品目すべての売上額に対する割合も，2004年（約15％）→2007年（25％）→2010年（約33％）→2013年（45％）と大きく増加している．わが国でも，バイオ医薬品の売上が2004年の約1,500億円から2013年には約6,500億円に増加し，今後も高成長が続くと予測されている．

　バイオ医薬品のなかでは，とくに，特定の標的分子を阻害する抗体医薬品の増加が著しい．その研究開発は，おもに米国ベンチャー企業で行われ，日本の製薬企業は抗体医薬品の研究開発では大きく遅れをとっている．2014年10月時点で，わが国で承認された抗体医薬品は30品目にのぼるが，そのうち，国内製薬企業の開発品はわずか3品目に過ぎず，同年7月時点で開発中にある抗体数も，米国234種，スイス68種，ドイツ40種，英国28種に比べ，日本は27種という状況である[4]．

　また，わが国の医薬品の薬効別生産額をみると，1980年代は感染症治療薬，1990年代からは循環器官用薬が首位で，2010年からは中枢神経用薬と抗悪性腫瘍薬が大きく伸びている[1]．対象疾患の移り変わりは，高齢者が増え，治療対象となる人口構成が変化したことにもよるが，すでに幅広い分野の疾患で治療薬が開発され，新規開発対象として残っているのは治療が難しい分野のみであることも影響しているといえるだろう．医薬品開発のハードルがこのように上がってきた背景には，治療対象として残った慢性疾患や加齢が関与する疾患では，複合的な要因が絡んでおり，単一分子を標的とした治療には限界があるという事情もある．加えて，遺伝子レベルの解析が進展して，同一の疾患における多遺伝子性の要因や不均一性（heterogeneity），さらに，個体差規定因子とエピジェネティックな修飾も明らかになってきた．これらの結果として，患者一人ひとりの薬剤に対する感受性や応答性は異なることから，個別化医療（患者の遺伝的背景・生理的状態・疾患の状態などを考慮して患者個々に最適な治療法を設定する医療，p.76およびp.85参照）の必要性が強く認識されはじめ，創薬のハードルと多様性は高まる一方である．

Column

3万分の1と4.1%

　日本製薬工業協会の「製薬協DATA BOOK 2015」によれば，低分子化合物（新薬）の開発と承認の状況（2009～2013年度の5カ年）からわかる創薬の累積成功率は，化合物数ベースで換算すると，約30,000化合物に1つということである（製薬協所属の内資企業22社の集計）．ただし，3万分の1という確率は，低分子合成化合物のみを対象として算出された値である．バイオ医薬品である抗体やペプチド，さらには今後期待される核酸を成分とした医薬品は，本来の生体成分の機能や構造を参考にして作製されるので，これよりはもっと高い確率で医薬品化できることが見込まれる．

　製薬協の集計をベースにしてまとめたのが，下表である．あわせて，各工程別に薬事承認取得までの成功率も推定してみた．

表　医薬品開発の推定成功率

工　程	残存する候補化合物数	前の段階から移行した確率	累積成功率	承認取得までの工程別成功率（筆者推定）
化合物合成	728,512	—	—	4.1～6.2%
前臨床試験開始	201	1/3,624	1/3,624	12.4%
国内臨床試験開始	68	1/2.96	1/10,713	36.8%
承認取得（自社）	25	1/2.72	1/29,140	—

　開発段階の始まりに相当する前臨床試験の開始時点での化合物数が201であるので，前臨床段階からの成功率は12.4%となる．開発件数を201件として，基礎的な探索研究で見いだされた成果のうち3分の1から2分の1が前臨床に移行したと仮定すると，もとになる探索研究プロジェクト数は402～603件となる．したがって，この段階からの承認取得の成功率は推定で4.1～6.2%と算出される．

　この推定値の妥当性について調べてみると，最近の文献[1]に，製薬企業平均で，1個の新薬を得るために前臨床では14.6個の化合物が必要であるという記事があった（成功率6.8%）．これは製薬協データからの試算値12.4%よりもかなり低い値である．ただし，基礎研究から前臨床に移行する確率を約60%として，基礎研究からのover all success rateは4.1%と算出されていた．奇しくも，上の表で示した探索研究からの試算値と，ほぼ一致する結果である．なお，このNature

Reviews Drug Discoveryの論文によれば，成功率は疾患領域で異なり，アルツハイマー病治療薬の開発では0.5％になるという．疾患原因がはっきりしていない難病では，成功率が格段に落ちるのは当然であろう．

探索研究段階から4％の成功率といえば，製薬企業は常時20件程度の探索研究を行っていなければ新薬を継続して出せない計算になる．そういえば，このような低い成功率のため，在職中に成功体験を得ることができる製薬企業の社員の割合は3割くらいだろうということを，筆者は企業への入社当時に先輩から聞いたものである．

「右から読んでも左から読んでも，クスリはリスク」という洒落もあるが，創薬研究は，成功の夢をもった楽観主義者でないと続けられない仕事であろう．

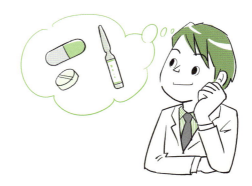

参考文献

1) Calcoen D, et al.：Nat Rev Drug Discov, 14：161-162, 2015.

1-2　日本の医薬品産業の事業モデル

　医療用医薬品が研究から事業に至るモデルとは，どのようなものであろうか．
　医薬品は直接国民の健康と福祉にかかわることから，国家がその使用を許可・管理することになっており，医薬品産業においても各国の規制および国際的な規制によって，製造，販売，利用が管理されている．医薬品製造業もいわゆる「モノづくり」であるため，研究開発から製造までが重要な開発プロセスであるが，生命に直接かかわるモノであるので，このプロセスには多くの厳密な試験と評価が必要とされる．

◆ 医薬品開発のアウトライン

　図1-1および表1-1に新薬の研究開発から事業に至るモデルを簡単に表した．研究開発期間は15年以上に及び，多額の開発費用がかかるとされる．また，臨

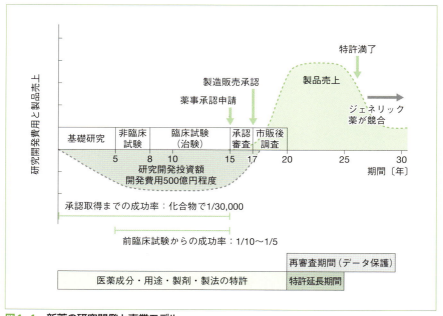

図1-1　新薬の研究開発と事業モデル

表1-1　医薬品事業の基本形態

① 医薬成分・用途・製剤・製法は特許で守る
② 事業化には国家審査・承認が必須
③ 特許満了後は後発品が出て売上減
④ 販売収益 ＞ 研究開発投資である
⑤ 販売収益を研究開発費として再投資
　（研究開発費は売上の10～20％，製造業平均は4％）

床開発とは，健常人および患者に協力をいただく臨床試験（治験）のことである．

　薬事承認申請では，製薬企業は研究開発で得られた新薬候補のほぼすべての資料をまとめて，厚生労働省に提出する．承認審査を受けて晴れて薬事承認が得られれば，新薬は薬価基準に収載ののちに市販されるが，その後も，実際に広く医療現場で使っていくなかで安全性を調べる，市販後調査を行う必要があり，医薬品として事業化されたあとも，商品の使用状況と安全性の評価は続けられる．医薬品の価格は公定価格で「薬価」として定められている．製薬企業は主として特許権で新薬を守りながら事業を続け，研究開発投資を回収する．また，回収された研究開発投資を次の新薬の研究開発費とするサイクルで事業が行われる．

　研究開始から薬事承認取得までの期間は，おおむね15～17年．このときの研究開発費用は1品目あたり500億円程度とも，それ以上ともいわれる（開発費用は，治験薬製造コストや実施する試験の規模や頻度で大きく変わるため，一概にはいえないが，おおよそ日本の新薬メーカーの平均的な研究開発費と思われる．一方，国際開発の費用まで含めると，さらに高額となる）．これだけの期間と費用をかけても，医薬品開発が成功する確率は低く，化合物ベースでは約3万分の1の確率といわれ[5]，探索研究段階からは20分の1，開発段階に入ってからも，5分の1から10分の1程度の品目しか承認に至らないとされる（p.4，コラム参照）．研究開発投資におけるこのようなハイリスクさは，他の業種では見当たらないようである．

　これだけハイリスクな事業形態であるため，ほとんどの製薬企業は自前の開発品だけでは安定した事業の継続が難しく，他社からの導入品開発や共同開発・共同販売などの提携が日常的に行われている．有望な開発品（パイプラインとい

う)を獲得するために，ときにはM&A (Mergers and Acquisitions)とよばれる企業の合併と買収に至ることも決して珍しくなく，場合によってはグローバルなかたちでM&Aが行われる．

◆ 医薬品開発に必要な条件

ここまでで述べてきたように，創薬研究開発はハイリスクな環境ではあるが，新薬を創出するには，高い科学技術レベル，新薬メーカーの存在，治験のインフラが整備された医療機関，優れた薬事規制当局の存在，一定規模の患者数が確保できることなどの条件も必要である．世界でもこれらの条件を満たす国は限られており，米国，欧州(スイス，イギリス，フランス，デンマーク，ドイツなど)，日本の三極に集中し，わが国は新薬の創出力(品目数)では米国，英国に続き世界第3位にある[4]．

医薬品事業が成立するには，製品の販売で得た利益を次の新薬の開発投資にまわし，医薬品が継続的に創出されるサイクルがまわるようにする必要があることから，医薬品産業は典型的な研究開発型産業である．大手製薬企業の売上高に対する研究開発費率は10～20％程度とされ，製造業全体の平均である4％に比べると数倍高い．また，成功すれば事業収益率は高いため，国に納付する税金も多くなるわけで，優れた医薬品の創出は，患者にも国家にも寄与する結果につながるといえる．人材面では，新薬の研究開発に携わる要員には高度な育成が必要であり，こうした人材を供給できる社会的基盤の充実と，高度に教育された人材を雇用できることも重要で，実際，日本の主要製造業のなかでも医薬品産業は，研究者総数に占める博士号取得者が15％以上と，非常に高いという[6]．

◆ 医薬品産業の特徴

医薬品産業の研究開発・事業モデル(図1-1)でとくに注目していただきたいのは，研究開発で得られた有用な創薬技術を特許権で守ることが必須となっていることである．つまり，典型的な研究開発型産業である医薬品産業は，知的財産権(知財)で守られるナレッジベース(knowledge-base)の知識産業である．特許権が満了するとコピー品である同種同効薬(いわゆるジェネリック医薬品)が

販売され，先発薬の事業上の優位性はなくなるため，新薬メーカーは特許存続期間（出願から原則20年間＋最大で5年間の特許期間延長）のうちに特許権で事業を守り，かつ拡大して，研究開発投資を回収することを目指している．それゆえ，新薬メーカーでは特許権の有無が開発の可否の要件になっている場合が非常に多い．企業体制としても，p.28にて後述するように，知財関係のスタッフ数と費用は他の業種に比べて多い．

　知財の活用は事業戦略に直結している．自前での創薬はハイリスクであるゆえ，すでに述べたように，製薬企業では他社からの製品導入や技術導入が日常的に行われる．こうした技術導入・導出は国際的に行われるので，特許は国際特許として取得することが前提となってくる．そのため，医薬品の開発元はどこの国か，どの国々で特許権が確保され，薬事承認が得られているのか，ということがつねに一体化して考慮され，事業が行われているのである．知財を重視する点も医薬品産業の特徴である．

　医薬品事業は，国内市場が10兆円に迫り，知財が大きく関与することから，産業上の付加価値（原価に生産活動を通して加えられた商品の価値）は高いことが予測できる．図1-2は，1980年代から2013年までの平均的な産業別の研究費率（対売上高），図1-3は，付加価値率（付加価値率〔％〕＝付加価値額×100／売上高）を日本製薬工業協会（製薬協）の資料[1]から描いたものであるが，研究費率と付加価値率ともに，医薬品産業は全業種のなかでトップである．つまり，製薬企業は高度な研究開発を継続して非常に付加価値の高い製品を創出していることがわかる．

　一般に，付加価値を高めることが優れたビジネスモデルの定石といわれる．ただし，医薬品産業においては，事業化された製品は高付加価値でありながら，その一方で，その付加価値をつける作業に多大な労力を要し，厳密な科学的エビデンスに基づく必要があり，それはときに人知の及ばないところもあるので，ハイリスクとなっているということを銘記したい．

　また，薬事承認は国ごとで取得する必要があることから，医薬品の開発では国際同時開発や国際共同治験を行うことも多く，これも他の業種ではあまりみられない医薬品産業の特徴である．2008年から2012年の国際共同治験数の推移をみてみると，米国では328件から347件と変わらないが，日本では44件から

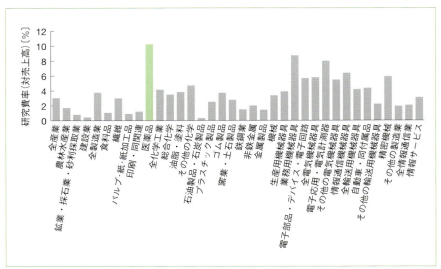

図1-2　産業別の研究費率
原資料は，総務省「科学技術研究調査報告」による．データは，1985年，1990年，1995年，2000年，2005年，2008〜2013年の11年分の平均値である．
　　　　　　　　　　　　　［日本製薬工業協会：製薬協 DATA BOOK 2015, p.40, 2015を一部改変］

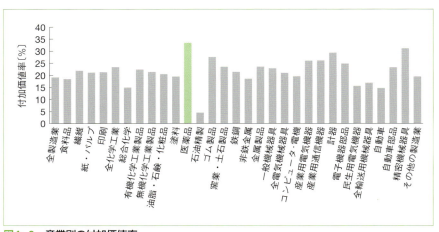

図1-3　産業別の付加価値率
原資料は，日本政策投資銀行設備投資研究所 編「産業別財務データハンドブック」による．データは，1980年，1990年，2000年，2010年，2012年，2013年の6年分の平均値である．「付加価値率[%]＝付加価値額×100／修正売上高」で算出された．
　　　　　　　　　　　　　［日本製薬工業協会：製薬協 DATA BOOK 2015, p.17, 2015を一部改変］

84件と，ほぼ倍増している．実施国をみると，日本企業は欧米諸国のほか，韓国や台湾でも試験を実施している[7]．当然，事業は国際展開を狙うので，特許も各国で取得する必要がある．

ところで，20年以上前であるが，ある大手製薬企業の社長が「創薬科学は最高最善の科学である」と述べられたことがある．最も人類に貢献する科学だという趣旨である．創薬研究に携わる身としては，筆者もこの言葉には大いに勇気づけられたものである．当時は，創薬の成功率は化合物ベースで約1万分の1であったが，最近では約3万分の1といわれている．「最高最善」に加えて，知識集約度はさらに高度化し，国際展開も日常的に考慮すべき時代になり，「最難度」という要素が加わったようである．

Column

依りどころは科学的エビデンス

筆者は企業在職時の2000年ごろ，新規の創薬技術をスイスのメガファーマに売り込みに行ったことがある．訪問先企業に，自社紹介，技術紹介，特許状況などを熱心に説明したところ，「たいへん興味深い技術であるが，ヒト臨床検体に適用したデータはあるか？」と尋ねられた．残念ながら，臨床研究データはまだ取得できていなかった．結局，話はそれ以上進まず，提携契約はできずに帰国することになった．帰りぎわに相手企業の研究者が声をかけてきた．「この業界でわれわれが頼るべきものは，企業でも人脈でもなく，科学的エビデンスしかない」というのだった．医薬品業界の世界基準は，この考えであることを再認識させられた経験であった．

突き詰めれば，これは医薬品の承認規制であるGood Practiceに通じる考えかたである．すなわち，科学的エビデンスに基づき，品質，信頼性，再現性を確保して研究開発を進めるということである．現在ではさらに，「研究公正」の保持も盛んに議論されるようになり，求められる科学的エビデンスのレベルの堅牢性（robustness）はさらに高まっていると感じられる．心しておきたいことである．

1-3　医薬品開発の経済的合理性

　医薬品開発と医薬品事業モデルを経済的合理性の観点から考えてみよう．経済的合理性がなければ，事業として永続的に実施することは難しいからである．
　先に述べたように，1つの新薬の研究開発には，15〜17年の時間と500億円程度の研究開発費がかかるとされている (p.6, §1-2参照)．「本当にそんなにかかるのだろうか？」という素朴な疑問を抱く人も多いだろう（かくいう筆者も入社当時はそうした疑問をもっていた）．そこで，新薬開発に関与してきた経験もふまえて，概算的なイメージで研究開発にかかる費用を説明してみたい．創薬研究を進めるためには研究開発費の調達が必須であるから，研究者も基礎知識のひとつとして理解しておいてよいであろう．

◆ 医薬品の研究開発にかかる費用は？

　企業の研究者の社内使用研究費を調べた平成25年度の総務省の統計によれば，全産業の平均額が一人あたり年間2,615万円であるのに対し，医薬品製造業の研究者は最も高く，一人あたり年間6,345万円である[8]．医薬品の研究開発期間は，順調に開発が進んだ場合，基礎研究5年＋動物試験3年＋治験5年＋申請・審査2年とすると，合計で15年になる．新薬の研究・開発・生産を平均50人が15年間担当したとすると，6,345万円×50人×15年＝476億円となり，たしかに500億円近い研究開発費となる．
　ちなみに，さきほどの総務省の統計によれば，全産業の性格別研究費の構成比〔％〕は，基礎研究費：応用研究費：開発研究費＝6.9：18.6：74.5〔％〕となっている．また，米国製薬企業の事例(2005〜2012年)を解析した製薬協の報告[1]でも，かかった研究費は，非臨床試験まで（基礎研究費と応用研究費に相当）が約25％で，臨床試験以降が約75％であったというので，同じような状況である．すなわち，この25：75という比率を当てはめると，医薬品の研究開発には，非臨床試験までに約100億円，臨床試験からは約400億円が投資されていることになる．
　アカデミアの研究者にはなじみがないかもしれないが，企業では，「研究」と「開発」を明確に切り分けており，「研究」は探索や可能性を検討するプロセスで，「開

発」は事業化を目指して研究成果を実用化のレベルにまで仕上げるプロセスである．創薬の研究開発の場合は，治療標的と医薬候補化合物を見いだして動物試験で薬効を確認する段階までは「研究」，開発化合物を得て薬事承認申請のためのデータを取得する段階を「開発」とよび，本書でもその概念で使用している．応用研究は基礎研究と開発を結ぶプロセスの研究を指すと考えてよいであろう．

なお，製薬企業では，治療コンセプトの確認〔POC（Proof of Concept）〕は開発ステージの臨床試験で行うが，アカデミアでは応用研究ステージで，動物試験を用いて治療標的への作用と薬理作用を確認する実験的POCを取得することもよくある．

前述の費用配分のとおり，新薬の研究開発費は，基礎から応用の研究で約100億円，開発で約400億円というイメージであるから，経営規模が一定以上の製薬企業でなくては最終段階までの新薬開発はできないといってもよいだろう．実際，基礎研究から創薬シーズを見いだし，開発に移行するための前臨床試験一式だけでも，10億円程度はかかるといわれているので，通常の学術研究費とはケタが違う．アカデミアを対象とした国の創薬研究支援プロジェクトが年間1億円以上の研究費になっているのは，こうした実態に則しているためである．また，創薬ベンチャー企業が経営戦略として，自社は基礎研究の創薬シーズの発掘に専念し，開発は大手企業に導出して任せるという方針をとることが多いのも，巨額開発費による経営リスクを考慮しているためであろう．

医薬品開発の各種の非臨床試験と臨床試験は，厳密な基準と手続きで進められ，十分な品質を確保しながら行われるために，安価に実施することは難しい．したがって，必要とされる医薬品の研究開発費が減少することは基本的に考えにくい．ただし，他社からの導入品であれば基礎研究費用は不要となるし，品質を確保しながら治験の規模と期間を縮小できれば，開発費用は圧縮できるので，有望な開発シーズを見いだして導入することは製薬企業のもうひとつの重要な研究開発戦略になっている．

◆ 開発コストと事業戦略

医薬品開発のリスクが経済的に大きいのは，成功率が低く，10年以上投資しても開発が中止されれば，研究開発費がすべて損失になるためである．一般的

な業種では，市場が見いだせれば，そこに製品を投入することで事業を開始できるが，医薬品の場合はヒトで試験してみなければ効果がわからず，「製品」となりうるかの判断が確実にできるのは臨床開発に入ってからであり，その段階までには，すでに100億円以上の投資が行われているのである．この試金石となるヒトでの試験の段階で成功する確率は10～20%なのである．

晴れて薬事承認を取得した製薬企業は，開発費用を回収するために，特許存続期間を中心に年間100億円以上の売上がほしいというのが本音であろう．特許出願後の開発期間が10年を超えるため，実質的に事業を特許で守れる期間は長くなく，そのあいだに開発投資を回収しないと事業の存続が危うくなるためである．それゆえ，製薬企業は特許取得と市場規模と薬価基準（国により決定される医療用医薬品の公定価格）には非常に敏感にならざるをえない．

統計によれば，新有効成分含有医薬品（NME）の年間承認件数は，日本でも米国でも約30件程度と，以前とあまり変わらないようであるが，製薬企業の研究開発費は増加し続けていることから，1品目あたりの開発コストは増大していることがうかがえる．2008年ごろから，日本の新薬メーカー業務団体である日本製薬工業協会（製薬協）に所属する製薬企業の合計開発費は1.5兆円程度に達しているので，概算でも1品目あたりの研究開発コストは約500億円になる．一方，米国研究製薬工業協会（PhRMA）所属の製薬企業の合計開発費は約500億ドルに達しているので，1品目あたり約17億ドルとなる計算である．これは，米国製薬企業は日本企業より経営規模が大きく，大きな利益を見込める医薬品であるブロックバスター（患者数が多い疾患の治療薬であり，1剤で年商10億ドルを超える新薬を意味する医薬品用語）を狙って大型の開発に集中することが多いので，開発費が巨額になるためと解釈されている[4]．

しかし，開発コストの高騰とリスクから，最近ではブロックバスターの自社開発という従来型のビジネスモデルの継続は困難となり，有効な治療法が開発されていない疾患における医療ニーズ（unmet medical needs）を狙って，研究をベンチャー企業やアカデミアとの連携で行うというビジネスモデルが注目されている．unmet medical needsには，脳神経疾患，遺伝病，難治がんなどの，いわゆる難病が多く含まれる．これらは開発の難易度が高く，ベンチャー企業の先端的研究やアカデミアの臨床医の協力が，従来にも増して重要な領域である．

◆ 制度上の開発支援

　新薬開発は医療経済上も必須であることから，製薬企業が事業を展開しやすいよう，行政施策も進められてきている．そのひとつが，希少疾病に対する医薬品（オーファンドラッグ）の開発優遇策である．患者数の少ない疾患は市場が小さいので，一般的に製薬企業は創薬に消極的となるが，国の補助金や規制当局の指導などの開発支援が整備されてきた結果，オーファンドラッグの開発に取り組む製薬企業も増えてきた．

　また，承認済医薬品の適応外処方について，科学的根拠に基づいて医学・薬学上で公知であると認められる場合に，臨床試験の全部または一部を新たに実施することなく，効能または効果などの承認が可能となる制度（公知申請）も開発支援策のひとつといえる．わが国では，保険診療上の原則として医薬品は承認を受けた疾患にしか使用できず，新たな疾患に使用するには，その都度，臨床試験を行って承認を取得しなければならない．しかし，公知申請制度を使えば，学会などで効果があると認められた適応外の疾患について，臨床試験を省略して承認申請をすることができる．医薬開発の経済合理性を考える場合には，標準的な開発手法のみならず，諸制度も十分に調査して開発戦略を立てることが望ましい．

◆ 医薬品開発コストと寿命延伸効果

　ここまでの説明は，製薬企業という開発側の立場で開発コストの合理性を分析したものである．では，「そもそも，こんなにお金をかけて医療経済における合理性はどうなのであろうか？」という疑問も感じるであろう．

　最近，これに応えるべき興味深い研究報告が発表された．新薬の貢献を計量学的な費用対効果の観点で分析したレポートである．すなわち，余命1年に対して国民が支払う意思のある金額をVOL（Value of Life）として数値化し，新薬によるVOL相当額が開発費用と比較して上まわるかどうか（つまりVOL相当額を効果として，開発費用に対する費用対効果）を解析したものである[9]．それによれば，10年間分のVOL相当額と開発費用を比べると，開発費用は2年以内で償却できるということになり，医療経済上の合理性があるという．

　現状のように医薬品研究開発の費用が増大し続けると，費用対効果はだんだん

低下してしまうが，それでも医薬品の優れているところは，その治療薬さえあれば，世界中どこでも共通して最高レベルの医療を受けられることである．その意味では，薬物治療は医療費のなかで最も費用対効果が優れた手法といってよいであろう．新薬開発費用の増大に対しては，後述する産学連携やアカデミア創薬（Academic Drug Discovery）を駆使して，社会としてコスト削減を図り，効率のよい医薬品開発が続く環境をつくっていくことが重要と思われる．

1-4 なぜ薬事戦略が必要なのか？

　医薬品として薬事承認を得て事業化をするためには，開発すべき医薬品シーズを，どのような疾患に対して，どのような治療薬として開発するかという研究戦略がまず重要である．その実現性を考える際には，どのようにして薬事承認を得るかという薬事戦略がベースとして存在しなくてはならない．すなわち，研究戦略の次にくる開発戦略では，薬事戦略を中心に考えるべきである．わかりやすくいえば，ある疾患に対して確実に治療効果をもつ化合物があった場合に，「薬になればいい」と考えるだけでは薬にはならず，「薬にするにはどうしたらよいか」，さらにはより具体的に，「薬事承認を取得するにはどうしたらよいか」というかたちにまで，開発戦略を練り上げる必要があるということである．

◆ 研究開発のプロセスと薬事データの取得

　薬事戦略のメインストリームとなる研究開発のプロセスと薬事承認審査の基本プロセスを，図1-4にまとめた．

1）基礎研究

　まず，医療ニーズの高い疾患を選び，病因や病態の機序を調べて，どのような治療効果を導く医薬品とするかを決める．その機序を担う治療標的分子（創薬ターゲット）を同定し，その分子に作用する化合物を創製する．薬のもとになる新規物質の発見と創製である．このときの「作用」は"増強"または"阻害"であるが，一般的に後者の方が見つけやすい．ここまでが基礎研究であり，いわゆる

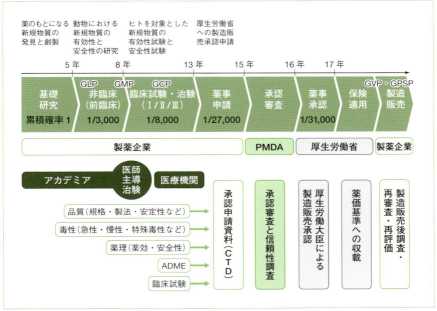

図1-4　医薬品の研究開発と薬事承認審査

研究戦略がカバーする部分である．基礎研究では，治療薬になりうるという治療概念を動物試験レベルで実験的に確認すること(POC)が最低限求められる．

2) 製剤研究と前臨床試験

つぎに，前臨床試験に入るために，薬理作用を発揮する化合物を特定して有効成分の品質と規格を設定し，製剤化を検討する製剤研究に入る．このとき，製剤としては一定以上のバイオアベイラビリティ(生物学的利用能)が必要なので，これに合格する必要がある．初期の毒性試験では，致命的な副作用につながる心毒性や遺伝学的に大きな問題となる遺伝子の変異原性について，とくに厳しく評価される．

こうして，動物を用いた薬効試験と毒性試験などの非臨床試験を経て，合格した化合物を臨床開発候補品とする．ここまでが開発ステージの前臨床部分にあたる．

3）臨床試験

　開発のなかで最も重要な，ヒトを対象とした臨床試験（治験）は，原則として3段階の試験〔FIH（First in Human）＝第Ⅰ相試験：少数の健常人を対象に副作用などの安全性について確認する，第Ⅱ相試験：少数の患者を対象に有効で安全な投薬量や投薬方法などを確認する，第Ⅲ相試験：多数の患者を対象に有効性と安全性について既存薬などとの比較を行う〕で実施され，これが臨床開発ステージにあたる．ヒトにおける治療概念の確認（POC）が得られるのは，通常，第Ⅱ相試験である．ただし，がん治療薬の治験の場合は，副作用が強く，健常人での試験には適さないことから，安全性を評価する第Ⅰ相試験から患者に投与されるのが一般的である．

4）薬事申請

　臨床試験で所定の成績が得られれば，化合物品質に関する試験，非臨床試験，臨床試験のすべてのデータを取りまとめ，医薬品医療機器等法（医薬品，医療機器等の品質，有効性及び安全性の確保等に関する法律：薬機法とも略す）に基づき，規制当局〔わが国では厚生労働省で，審査担当は独立行政法人 医薬品医療機器総合機構 Pharmaceuticals and Medical Devices Agency（PMDA）〕に製造販売承認申請を行う．約1年間（優先審査で9カ月，通常審査で12カ月）の審査を経て，晴れて厚生労働大臣から製造販売承認が得られれば，公定価格である薬価基準が決められて保険収載され，市販が可能となる．ただし，市販後にも安全性や使用法のチェックが義務づけられており，医薬品の適正な使用を促す活動が続けられる．市販後調査のステップを第Ⅳ相試験という場合もある．

5）開発戦略

　非臨床試験から臨床試験までのプロセス（トランスレーショナル・リサーチ）は，従来は製薬企業にしか実施できない部分であったが，ここ数年で大学などのアカデミアが実施できるように規制と実施基盤の整備が進んだため，大学医学部で見いだした創薬シーズに対して，大学病院で医師の主導のもと治験を行うこともできるようになった．ただし，それでも製剤や毒性，薬物動態〔ADME：吸収（Absorption），分布（Distribution），代謝（Metabolism），排泄（Excretion）〕関

係の試験は大学のみで実施することが難しく，製薬企業や専門の開発業務受託機関〔CRO (Contract Research Organization)〕で行うのが一般的である．

p.17の図1-4では，基礎研究から薬事承認取得までを17年と見立てて，承認取得後の製造販売までを記載したが，薬事申請には一連の厳密な基本プロセスが規定され，これを遵守しながら，新薬の研究開発活動を行うことになるので，周到な戦略が求められる．薬事承認は事業の実施権そのものであるため，薬事戦略こそが開発戦略そのものであり，そのまま研究の出口戦略（つまり，どのような疾患にどのような治療薬を提供するか）となる．

◆ 医薬品開発とレギュラトリーサイエンス

図1-4に示した研究開発プロセスのうち，非臨床研究以降は薬事規制の対象となり，適切な評価方法と一定の基準に沿って試験成績が判断される．薬事規制自体は医薬品医療機器等法に基づいて行われるが，この評価方法は，最近はレギュラトリーサイエンス（regulatory science）とよばれるようになってきた．この言葉は英語であるが，日本で生まれた言葉である．1987年に国立衛生試験所副所長（当時）の内山充博士が提唱したもので，科学技術進歩の所産のメリットとデメリットを予測・評価する方法を研究し，社会生活と調和する最も望ましいかたちに調整（regulate）するための，生物学・化学・物理学・統計学・情報科学などを包含した「評価科学」という考えかたである．日本語に訳さずに「レギュラトリーサイエンス」のままで使われることが多い．わが国の第4期科学技術基本計画（平成23年8月19日閣議決定）にも「科学技術の成果を人と社会に役立てることを目的に，根拠に基づく的確な予測，評価，判断を行い，科学技術の成果を人と社会との調和の上で最も望ましい姿に調整するための科学」と規定された．筆者の印象では，science-based regulationと感じる．

レギュラトリーサイエンスは，医薬品，医療機器などの「品質」，「安全性」，「有効性」を確保するために基盤となる科学である．PMDAにはレギュラトリーサイエンス推進部が設置され，2010年にはレギュラトリーサイエンス学会も設立された．また，薬事関係の出版や研修会を開催していた日本公定書協会（1956年設立）も，2011年に医薬品医療機器レギュラトリーサイエンス財団（PMRJ）に名称変更された．

平成26年(2014年)秋から施行された「医薬品医療機器等法」(平成25年11月27日法律第84号)の「第1条(目的)」には「この法律は，医薬品，医薬部外品，化粧品，医療機器及び再生医療等製品(以下「医薬品等」という)の品質，有効性及び安全性の確保並びにこれらの使用による保健衛生上の危害の発生及び拡大の防止のために必要な規制を行うとともに，指定薬物の規制に関する措置を講ずるほか，医療上特にその必要性が高い医薬品，医療機器及び再生医療等製品の研究開発の促進のために必要な措置を講ずることにより，保健衛生の向上を図ることを目的とする」と規定され，まさにレギュラトリーサイエンスの概念に合致した原則を謳っている．

レギュラトリーサイエンスという概念が薬事行政の考えかたを絶妙に表現したためであろう．この用語は世界の医薬品開発の中心的機関である米国食品医薬品局 Food and Drug Administration (FDA)，欧州医薬品庁 European Medicines Agency (EMA)，日本の独立行政法人 医薬品医療機器総合機構(PMDA)の3機関で共有されている．世界の薬事行政の三極は日米欧であり，三極で合同会合が開催されているほか，とくにICH (The International Conference on Harmonization of Technical Requirements for Registration of Pharmaceuticals for Human)とよばれる日米EU医薬品規制調和国際会議を開催して，医薬品開発と薬事規制の調和を行っている．日本生まれの「レギュラトリーサイエンス」という概念がこの三極で共有され，広く使用されはじめたことは，日本として誇ってよいことであろう．なお，知財分野でも同様であるが，ICHは台頭する新興国も関与する「多極化」の時代に入りつつある．レギュラトリーサイエンスの全世界への広がりも時間の問題であろう．

◆ 薬事承認を受けるために

レギュラトリーサイエンスに基づいて規制当局が承認可能とする医薬品の一般的原則としては，次の項目があげられる[10]．これらの点を達成するための戦略が，そのまま薬事戦略となる．

① 信頼性＝実施された試験や提出された資料の信頼性が担保されていること
② 治験成績＝適切にデザインされた臨床試験の成績から，対象集団における有

効性がプラセボよりも優れていると考えられること
③ 臨床的意義＝得られた結果に臨床的意義があると判断されること
④ 有用性＝ベネフィットと比較して許容できないリスクが認められていないこと
⑤ 供給能力＝品質確保の点から，一定の有効性および安全性を有する医薬品を恒常的に供給可能であること

　上記のように，薬事戦略ならびに医薬品事業では，信頼性，治験成績，臨床的意義，有用性，供給能力を十分に確保することが必要である．このうち，信頼性の確保については，Good Practiceといわれる国際的な基準を満たしていなくてはならない．Good Practiceは日米EUの三極のICHが定めた4分野（品質＝Quality，安全性＝Safety，有効性＝Efficacy，複合領域＝Multidisciplinary）の基準で，ガイドラインが詳細に定められている[11]．

　研究開発プロセスにおいては，非臨床試験には「医薬品の安全性に関する非臨床試験の実施の基準」〔GLP（Good Laboratory Practice）〕があり，医薬品製造に関しては「医薬品及び医薬部外品の製造管理及び品質管理の基準」〔GMP（Good Manufacturing Practice）〕，臨床試験（治験）に関しては「医薬品の臨床試験の実施の基準」〔GCP（Good Clinical Practice）〕がある．また，市販後には，製薬企業は適切な安全対策を行うことが求められており，その場合には「医薬品の製造販売後安全管理の基準」〔GVP（Good Vigilance Practice）〕と「医薬品の製造販売後の調査及び試験の実施の基準」〔GPSP（Good Post-marketing Study Practice）〕が定められている．研究開発と事業の過程で重要なことは，これらの基準に適合させながら，開発対象の医薬品化合物のデータを具体的に収集していくことである．しかも一部は同時並行で行われるので，開発戦略・事業化戦略と一体化して進めていくことが必要となり，相当の経験と管理実施体制が求められる．

　§1-5で後述する特許がテクノロジーを対象とするのに対して，薬事はサイエンスならびに行政として扱う部分が多いことから，技術論の優劣だけでは判断できない部分も多い．最終的な薬事承認は，医薬品の患者に対するベネフィットとリスクのバランスで判断されるということは，覚えておくべきであろう．

　以上のとおり，医薬品産業においては，薬事承認取得そのものが事業化の前

提条件であることから，開発プロセスの中心的戦略となる薬事戦略は必須である．その戦略としては，承認申請のためのデータを，Good Practice を中心とした適合基準を遵守しながら収集し，承認取得という出口を見すえたかたちで開発の論理と手順をつくっていくことが重要といえる．

> **Column**
>
> **創薬によって世界へ貢献する国**
>
> 　2008年の世界における売上高が上位100位までの医薬品を，開発した起源国籍別（かっこ内は品目数）に分けると，米国(49)，英国(16)，日本(12)，スイス(6)，ドイツ(5)，フランス(5)となり，開発製品数では日本が世界第3位である[1]．いわゆる日米欧の先進国で上位を占めているが，上位の各国におおむね共通する条件のひとつに人口がある．すなわち，治験実施のために，種々の疾患で一定数以上の患者人口が確保できるのは，人口が5千万人以上の国といわれており，スイス（人口約770万人）を除けば，みな，この水準を満たした国々である．
>
> 　スイスは人口が少ないにもかかわらずメガファーマが多いため，医薬品の治験方法について，スイス連邦工科大学チューリッヒ校（ETH）の研究者に尋ねたことがある．その答えは，「(国内人口が少ないので)最初から国際共同治験で行うことになっている」であった．「最初からグローバル展開ということか？」と聞くと，「グローバル？　当たり前じゃないか」という反応である．また，ジュネーブ大学の研究者からも，「世界への貢献は，すなわちスイスへの貢献になる」と聞いた．
>
> 　彼らの発言からは，人口小国のスイスが世界に伍して生きていくには，最初から各国と手を組み，世界に貢献することで自国の存在価値を上げるべきであるという姿勢が背景にあることが理解できる．わが国でも，グローバル化や国際化が必要との声を聞くが，自国が生きていくために世界に貢献するということが，基本的な考えかたとして重要であろう．
>
> **参考文献**
>
> 1) 日本製薬工業協会：製薬協ガイド 2012-2013, 2012.

1-5 なぜ知財戦略が必要なのか？

　医薬品産業における特許の重要性を，他の業種と比較しながら，少し詳しく説明したい．

　企業が事業を展開する場合には，事業を有利に展開するために，自社の製品を知的財産権で保護することが一般的である．財産権は不動産や自家用車などの有体物を対象とするのに対して，知的財産制度は，創意工夫で得られた無体物を対象として国家が財産権を認める制度である．産業上有用な知的財産権はとくに産業財産権といわれ，特許庁が管理する，特許権，商標権，意匠権，実用新案の4種がある．このうち，医薬品でとくに重要なのは特許権であり，独占排他権を国家から与えられるので，他者の特許権を侵害すると販売の差し止めや損害賠償などを受ける場合があり，事業を保護するには非常に強力な権利となる．それゆえ企業は，戦略的に重要な製品や真似されると事業に支障が出る製品を積極的に特許で保護するために，研究開発の段階から特許戦略を構築していくことになる．知的財産権の制度や手続きに関しては，良書が多数あるので，詳細は専門書をご参照いただきたい．

◆ 医薬品事業と特許の緊密な関係

　産業界では，どのような業種も特許優先で事業を保護しようとしているのであろうか？

　業種ごとの特許に対する考えかたは，文部科学省の科学技術・学術政策研究所（NISTEP）が毎年実施している民間企業の研究活動に関するアンケート調査の結果から読み取ることができる[12]．2013年度に実施した調査では，資本金1億円以上で研究開発を行っている約1,400社の回答によると，開発した新製品・サービスの利益を確保するうえで最も重視されている事項は，「特許，実用新案による保護」（24.6％），「製品・サービスの先行的な市場投入」（18.7％），「企業および製品・サービスのブランド力の構築，活用」（15.5％），「企業秘密化，秘密保持契約の締結」（12.8％）であった．全業種の平均では知的財産権による保護をあげた企業は多いが，業種別にみてみると，最重要策を「特許による保護」と回答した業種は医薬品や化学製品などの素材型産業が多く，これに対して，

電気機器や情報関連機器などの部品組立型産業では，「製品の市場投入」を最も重視していた．すなわち，特許による製品保護を最重要事項としてあげている業種は，いわば化学合成された物質や優位性のある素材を売り物としている業種であり，それが効果を発揮する使いかたを事業化しているといえる（図1-5）．一方，新製品のマーケティングにおいて，市場へ早期に製品を投入して販売することを重要視している業種は，電気関連機器，情報関連機器などの部品を組み立てて製品化する産業で，なおかつ製品のライフサイクルが比較的短い業種であった．部品組立型産業は，共通パーツが多いなどの理由で製品性能が競合しやすく，モデルチェンジも多いことから，市場への早期の製品投入とシェアの確保が最大の戦略となり，加えて製造コスト削減によって利益を確保するという戦略も優先されることは容易に理解できる．

そこで，事業期間と知財による保護期間との関係を調べる目的で，出願され

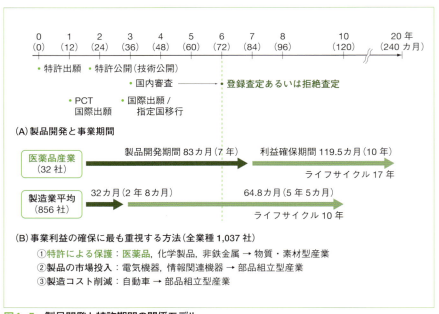

図1-5 製品開発と特許期間の関係モデル
[科学技術・学術政策研究所：NISTEP Report No.152, 2012；特許庁：特許行政年次報告書2012年版，2012を一部改変]

た特許によって，どの程度権利の優位性が守られているかという他社排他力（特許の強さ）を，競合他社が迂回発明を特許出願するまでの期間で推定してみると，産業全体の平均では35.5カ月（約3年）であるが，情報通信機械器具製造業は26.5カ月（約2年強）と短く，一方，医薬品製造業は48.2カ月（約4年）で比較的長かった．2011年度に実施した同様の調査でも，事業の成功を表す製品の利益確保期間を調べてみると，医薬品産業は119.5カ月（約10年）と長期で，製造業平均の64.8カ月（約5.5年）の約2倍の長さであった．医薬品の開発期間（15年程度）と利益確保期間（10年）を合わせた期間は，特許の存続期間（出願から原則20年間で，医薬品の場合は最長25年間まで延長可能）にほぼ一致しており，医薬品事業が特許によって守られていることを十分うかがわせる結果であった（図1-5）．

◆ 医薬品の特許は高価？

図1-6は，15～17年間にわたる医薬品の研究開発プロセスのなかで生み出される発明から，特許出願を行う過程を示したものである．このなかで，物質特許は創薬の基本特許といえるものであり，とくに基礎研究期間で創出されることに留意する必要がある．すなわち，アカデミアでも創薬の基本特許は取得できるのである．

ひとくちに特許といっても，産業分野によって利用法と価値評価に大きな相違があることは留意しておかなければならない．電機や機械などの組立型工業製品では，基本技術と利用技術の両方がそろわないと製品ができないことから，クロスライセンスやパテントプールなどの手法で複数の企業が特許を相互に利用できるようにすることがよくある．また，1つの製品に利用する特許の件数が多いことから1件あたりの特許の価値は相対的に低く，かつ算定しにくいものの，利用する特許の数で製品価値が上がるという側面がある．

一方，医薬品や化学製品のように，含まれる有効成分に製品の価値と機能が大きく依存する場合には，利用される特許の数も少なく，個々の特許の質が重要であり，特許の数はかならずしも重要ではない．こうした産業上の要件から，医薬品産業で特許が重視される理由としてあげられるのは，まず，使用する特許の数とその経済的価値である．医薬品では，有効成分（物質特許），製剤（製剤

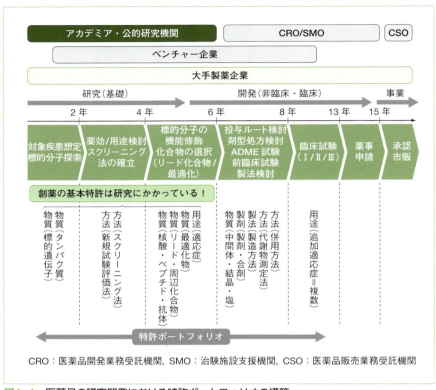

図1-6 医薬品の研究開発における特許ポートフォリオの構築

特許),製造方法(製法特許),適応症(用途特許)の最低4つの特許があれば製品を保護できる(このうち,物質特許が基本特許で最重要である).仮に年間売上高100億円の医薬品を4件の特許で保護することを想定すると,特許1件あたりの事業的経済価値は平均25億円となる.他方,電気機器やカメラ,自動車などの組立型製品で,仮に1万点の部品で構成され,部品あたり1件の特許があるとすると,年間売上高100億円の製品における特許1件あたりの経済的価値は平均100万円となる.このように,医薬品における特許の経済的価値は,他の業種に比べて圧倒的に高いのである.

知財戦略においては,このように産業別の特許の位置づけを理解することが重要である.余談であるが,大学の知財部門では当初,産業業種別の特許の価

値や利用法の違いが十分に考慮されず，工学系の特許と医学系の特許の取り扱いを同じにしたり，工学分野出身のコーディネーターが医学系特許を扱ったりしたため，しばしば苦労したケースもあったという．

また，国際商品になる製品では国際特許を取得しておく必要があるが，医薬品はその最たるもので，優れた医薬品は世界中で使われるので，特許出願を世界各国に行うことがほとんどである．そのため，医薬品産業では国内特許の出願のみならず，特許協力条約 Patent Cooperation Treaty（PCT，2014年現在148カ国が加盟）に基づく国際特許出願比率が高く，1件あたりの特許費用も他の業種に比べて高額になるという特徴がある．

図1-7および図1-8は，特許行政年次報告書[13]から作成した，産業種別で1者（1社）あたりの特許出願件数と，特許1件あたりの知財活動費のグラフである．これをみると，1者あたりの特許出願件数においては，電気機器や自動車などのわが国を代表する企業が多い分野では100件を超えて圧倒的に多いのに対し，医薬品製造業（サンプル数＝101社）の出願件数は13.6件であり，全業種平均の

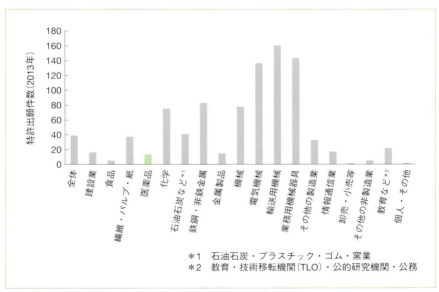

図1-7 産業種別1者あたりの特許・実用新案の出願件数
［特許庁：特許行政年次報告書2014年版，p.46，2014を一部改変］

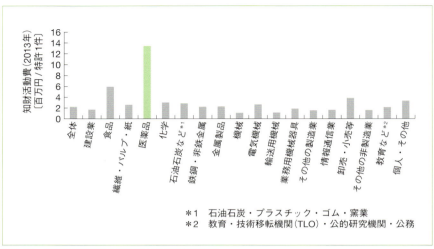

図1-8　産業種別特許1件あたりの知財活動費
［特許庁：特許行政年次報告書2014年版，p.46-47，2014を一部改変］

39.2件を下まわる．しかし，同報告書によれば，1者あたりの知財担当者数の全業種平均が3.8人であるのに対して，出願件数の多い電気機器や輸送用機器の製造業で10人内外であるのはもちろん，医薬品でも平均を上まわる6.6人であり，医薬品産業では出願件数に比べて知財担当者が多いことが特徴的である．さらに大きな特徴は知的財産活動費で，特許出願件数で除した特許1件あたりの知財費用を算出すると，全業種平均が222万円（電気機器や輸送用機器では100〜200万円）であるのに対して，医薬品製造業では1,339万円であり，特許1件あたりの費用が圧倒的に高いことがわかる（図1-8）．これは，出願特許を国際特許として海外に移行すると，翻訳料と手数料で1カ国あたり約100万円程度かかることと，複数国に特許出願しているために，高額となることに符合すると理解してよいであろう．新薬を開発する製薬企業は，出願した特許をそのまま国際特許にして世界で独占排他権を行使することを狙うわけであり，特許を海外に技術ライセンス（技術貿易ともいう）して事業展開することは，通常の事業戦略にもなっている．このように，医薬品産業における知財の重要性は各種統計からみても明らかである．

ここまでをまとめると，医薬品産業においては，膨大な研究開発投資が必然であるので，投資の回収のためには特許による事業保護が重要である（特許存続期間だけでなく，薬事上のデータ保護期間も実質的に承認薬が保護される，p.74の§3-2にて後述）．医薬品は1製品に必要な特許技術の数が少なく，特許1件あたりの事業的価値が非常に大きくなるので，適切な特許戦略が必須である．同時に，特許発明は研究開発段階から生まれるので，早期から必要な特許を適切に取得し，事業に必要な特許網（特許ポートフォリオ）を構築する戦略を組むことが基本となる．さらに，研究開発マネジメントとしては，知財戦略は開発戦略のコアとなる薬事戦略よりも早く，基礎研究段階から着手すべき戦略であることに留意することが重要である．

1-6　国際競争下の医薬品開発

医薬品の研究開発は，まさに国際競争のなかにある．研究開発の競争は，まず特許出願に現れる．医薬品の世界市場は米国が最大で，次に日本と欧州が続くため，日本発の医薬品を世界で使うための国際特許の確保とライセンスは，医薬品事業においては基本的な事業戦略となる．

◆ 特許からみた日本の医薬品事業の国際競争力は？

2012年時点の医薬品関連PCT特許公開数を筆頭出願人の居住国で分類してみると，米国39％，日本8％，ドイツ6％，韓国6％，中国5％，スイス5％，フランス4％，インド4％，英国3％，その他20％であった[4]．これをみると，中国，韓国，インドの国際出願が増えていることが顕著であり，アジア圏をおもな事業地域と考える日本にとっては，これらの国々は今後脅威となる可能性がある．ただし，国際特許の出願人は製薬企業に限らず，重要特許はアカデミアから出願される可能性もあるため，前記のアジア諸国の躍進は，学術的医薬研究の進展も背景になっていると理解する方が正しいように思われる．

一方，世界第2位の規模である日本市場に参入する海外企業にとっては，日本に特許出願することが基本的な戦略となろう．実際，わが国における医薬品

関連の登録特許件数は漸次増加しており，2012年には年間6,000件を超え，これは全登録特許件数の2％強にあたる（図1-9 A）．このときの出願人居住地を調べてみると，2008年からは国外出願人の比率が国内出願人の比率を上まわって増加している（図1-9 B）．つまり，外国企業の日本への特許出願が増えていることを示しており，日本市場では内資製薬企業の特許における劣勢化が進んでいると思われる[1]．

さらに，国際特許の動向を調べてみると，最近の国内大手製薬企業のうち上位9社の国際特許（2011〜2013年公開WO特許，海外子会社によるものも含める）の調査結果[14]によれば，総国際特許数は967件（1社平均107件）であり，内訳は，

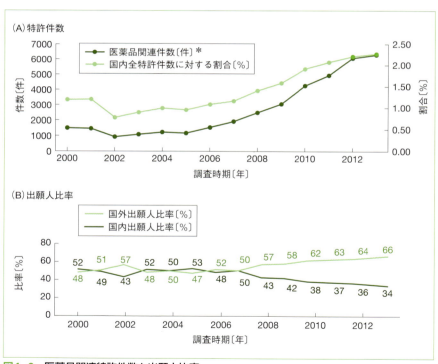

図1-9　医薬品関連特許件数と出願人比率
＊　全特許件数：国際特許分類 A61P（化合物または医薬組成物の治療活性）の集計
原資料は，2000〜2012年は PATOLIS，2013年は JP-Net による．
　　　　　　　　　［日本製薬工業協会：製薬協 DATA BOOK 2015, p.51, 2015を一部改変］

物質(低分子)432件(45％),用途・核酸・タンパク質・バイオマーカーなど282件(29％),製剤・デバイス118件(12％),製法52件(5.4％),物質(抗体)18件(5.0％)などであった.当然のことながら基本特許となる物質特許が重視されているが,依然として,物質特許は抗体よりも低分子の方がはるかに多く,バイオ医薬品への取り組みが海外企業に比べて遅れていると感じられる.また,全967件中8割強の803件が企業グループ内のみで研究を行い,2割弱の164件が企業グループ外と共同研究を行っていた.その共同研究先としては,海外企業(56件),国内アカデミア(49件),国内企業(49件)はほぼ同数程度であったが,国外アカデミアは7件と少なかった.なお,発明者の所在地から推定した海外での研究実施国は,米国,英国,ドイツ,インドの順であった.

このように,医薬品分野における特許行政の国際化が進んでいることは薬事分野と同様である.知的財産権の国際的ルールを司る規制当局が,国際的協調を進めるために密接な交流を進めており,薬事分野では日米EUの三極であったが,特許分野では日米欧の三極特許庁体制に中国・韓国を加えた五大特許庁体制(この五極で世界の特許出願件数の約8割を占める)で国際協力を行うべく,五大特許庁長官会合が開催されている.すなわち,薬事承認も特許登録も,各国の個別行政機関の審査と管理に委ねられているが,評価や判断基準はできるだけ国際協調していくという方向性で協議されているのである.

◆ 特許は医薬品事業の守りの要

医薬品産業における特許は,医薬品の製造・販売に必要な技術を独占的に保護し,競合他社を排除して事業上の優位的立場を守るために使用するという事業に必要な産業財産権であるが,薬事承認後には事業の保護のみならず,技術ライセンスによる事業の拡大に必須の戦略という位置づけになる.

すでに述べたように,数百億円の研究開発費用と十数年にも及ぶ長い期間をかけて製品化した医薬品でも,特許権を取得しないと,すぐに同種同効品が製造販売されてしまい,研究開発投資は回収できず,医薬品事業の存続は脅かされる状況になってしまう.医薬品産業の大きな特徴に,先行する医薬品の特許が切れると同種同効の医薬品がすぐに出てくることがある.医薬品は有効成分が主役で,それで医薬品の機能と特性がほぼ決まってしまうことから,電気機

器や自動車のように基本性能が変わらなくともデザインや使いやすさで差別化することが難しい．数少ない特許で製品が保護できる分，その特許が切れてしまうと，完全コピーの合法的製品が出てくる余地がある（このような特許切れ後の売上の下落をパテントクリフとよぶ）．同種同効の後発医薬品（ジェネリック医薬品という．バイオ医薬品の場合はバイオシミラーという）は先発医薬品のコピーで同一の有効成分であり，さらに，最適な使いかたである適応症と用法・用量の情報も先発品から得ることができる．したがって，開発費用負担は低くなるので，医薬品の価格も安くできる（例外的に，抗体などのバイオ医薬品では，開発・製造費用は，それほど安くならないといわれている）．安価な同種同効の後発医薬品が出てくると，先発品の事業は競争優位性を失ってしまうことから，先発医薬品メーカーにとって後発医薬品は事業上の脅威である．米国ではジェネリック医薬品が出てくると，先発品の売上が10分の1になってしまうこともあるという．ただし，特許が切れて安価で良質の医薬品が広く医療現場に供給されることは，社会的には医療経済上の大きなメリットにつながることでもあり，新薬はそうしたサイクルを経て普及していくのである．

　一方，医薬品には薬事と特許の例外的なルールもある．代替療法がないなどの限定的状況において，生命にかかわる疾患や身体障害を引き起こすおそれのある疾患を有する患者を救済する目的で，薬事的には未承認の薬の使用を認める制度（compassionate use）や，特許権者の事前承諾を得ることなしに特許技術を使用できる特許法の強制実施権の発動を認める制度である．人命救済という医薬品の性格上，医薬品事業は特許権という国際的な共通ルールのみでは整理できず，各国の保健事情や社会的なコンセンサスが絡む議論もあることは知っておいてよいであろう．

◆ 臨床ニーズから生む創薬特許

　p.26の 図1-6 では，基礎研究の初期からの，生まれるべき個別技術の特許網（特許ポートフォリオ）を示したが，実は，研究初期に「どのような疾患」の「どのような治療薬」を狙うかを決定することは，薬事戦略と特許戦略のみならず，事業化戦略の基盤になるものである．したがって，十分な臨床ニーズ（現在みられる市場ニーズに限らない）を調べて，それらを設定することがきわめて重要である．

このとき，事業化後の経済価値の指標を，いわゆる市場ニーズではなく臨床ニーズで捉えることが重要である．それは，アカデミアから生み出される創薬シーズのなかには既存の治療薬がない疾患を対象としているケースがあり，その場合は市場調査をしても既存薬市場が出てこないからである（p.93 からの**第 4 章**で改めて説明する）．いいかえれば，創薬シーズが新規であればあるほど市場創造（market creation）の可能性があるので，とくにアカデミアでは，既存市場の規模にあまりとらわれてほしくないというのが，筆者の想いである．それゆえ，新規技術の経済価値を評価する際の常套手段として用いる，いわゆる市場調査と称した既存市場のシェアをどの程度狙うのかという議論においては，アカデミアの創薬シーズの場合にはとくに，シーズの可能性を大事にしてほしいと思う．再生医療のような，既存治療薬のないところに治療法を創出する新市場形成力がアカデミアの創薬シーズにはあるからである．その場合の市場としては，治療を必要とする患者数と想定される薬価から市場規模を推定することがひとつの方法であろう．

　また，創薬の対象を検討するときには，研究開発期間は十数年に及ぶわけであるから，十数年後に臨床現場で必要とされる治療薬，十数年後に治療が重視される疾患と医療環境を考慮する必要がある．さらに，研究初期からポートフォリオを設計して特許網を構築していく必要があるので，まず，研究企画段階で特許調査を十分に行い，基本特許が出ている分野は避けることも重要である（新薬メーカーではつねに行っている作業である）．したがって，望ましい特許ポートフォリオの構築のためには，既存薬市場にとらわれることなく臨床ニーズに基づく研究テーマを設定し，それにあわせて特許調査を行い，基本特許が出願されていない技術分野を選択することが，新規シーズの研究環境の基盤として重要となろう．

　創薬の研究開発において，薬事承認を目指す薬事戦略を開発の柱とすると，個別技術を特許化して保護していく知財戦略は，薬事承認取得後の事業の保護と拡大のための事業戦略でもある．いいかえれば，医薬品事業の開始のためには薬事戦略が必須で，事業開始後には事業の保護と拡大に知財戦略が反映されるのである．

参考文献

1) 日本製薬工業協会：製薬協 DATA BOOK 2015, 2015.
http://www.jpma.or.jp/about/issue/gratis/databook/pdf/databook2015_jpn.pdf（2015年9月現在）
2) 源田浩一, 小野俊介：新薬の臨床開発と審査期間. 政策研ニュース No.42, p.8-15, 2014.
3) 厚生労働省：医薬品産業ビジョン 2013（本文）, p.7, 2013.
4) 医薬産業政策研究所：製薬産業を取り巻く現状と課題「第一部：イノベーションと新薬創出」, 産業レポート No.5, 2014.
5) 日本製薬工業協会：製薬協ガイド 2012-2013, 2012.
http://www.jpma.or.jp/about/issue/gratis/guide/guide12/（2015年9月現在）
6) 日本製薬工業協会：製薬協ガイド 2014-2015, 2014.
http://www.jpma.or.jp/about/issue/gratis/guide/guide14/（2015年9月現在）
7) 源田浩一：国際共同治験の実施状況. 政策研ニュース No.41, p.7-10, 2014.
8) 総務省：平成26年度科学技術研究調査.
http://www.stat.go.jp/data/kagaku/kekka/index.htm（2015年9月現在）
9) 西村淳一：新薬の貢献 ―寿命, 医療費と経済価値の視点から―. 政策研ニュース No.36, p.1-8, 2012.
10) 医薬品医療機器総合機構：新医薬品承認審査実務に関わる審査員のための留意事項（「PMDAで行う審査等関連業務」内）.
https://www.pmda.go.jp/files/000164631.pdf（2015年9月現在）
11) 医薬品医療機器総合機構：ICH ガイドライン.
http://www.pmda.go.jp/int-activities/int-harmony/ich/0070.html（2015年9月現在）
12) 科学技術・学術政策研究所：NISTEP Report No.152, 2012.
13) 特許庁：特許行政年次報告書2014年版, 2014.
14) 古賀祐司：特許からみた国内製薬企業の研究状況. 政策研ニュース No.43, p.22-24, 2012.

Column

「科学と技術」,「発見と発明」,「実用化と事業化」

タイトルにあげた3種の対比する用語の共通点は何であろうか？

答えは，すべて後者の方が具体性と経済性を伴うことである．すなわち，「科学→技術」となれば概念が具体的に使える技（わざ）と術（すべ）となる，「発見→発明」となれば見いだした現象が技術化されて特許出願できる，「実用化→事業化」となれば経済的活動として継続できる，ということになろう．科学のままでは具体的応用はできず，発見のままでは知識だけでとどまり，実用化できても経済性が乏しければ事業として社会に普及はできない．こうした関連する用語の意味をきちんと区別することは，研究成果を確実に事業化に結びつけるために重要である．

研究成果の実用化を狙うとはよく聞くが，狙うべきは事業化である．医薬研究開発はとくに投資額が大きいため，原則として，「実用化＝事業化」となるかどうかで開発の是非が決められる．製品化する際に国家から製造販売承認を受けるため，研究成果を実用化した以上，売れ行きが芳しくなくても安定して製品を供給する責任が生じるからである．これは医薬品企業であれば大小を問わない．

筆者が大学院で講義をした際，「創薬ベンチャー企業は，最初は情熱で起業され，融資を受けて事業化する責任が生じ，最後は経営として継続させる社会的義務を生じるから，"情熱→責任→義務"というかたちで成長する」と説明したことがある．どうも学生たちがピンとこないようなので，「"好き"という情熱で結婚し→家庭をつくると責任が発生し→子供ができれば扶養の義務が生じるのと同じです」と説明すると，講義後にある学生が，「あの説明はすごくわかりやすかったです！」と言う．彼はおそらく，ベンチャー企業のことではなく，家庭の話の方を十分理解したのであろう．たしかに，それぞれの人生においては，そちらの理解が重要である．

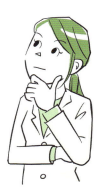

第2章 薬事戦略と知財戦略の連結的理解

　医薬品研究開発のゴールは，薬事承認を経て，開発化合物を新薬として医療現場に届けることである．そのため，医薬品を上市するための開発戦略としては，薬事戦略が主体となる．

　一方，多大な労力と多額の研究開発費を投入して仕上げた医薬品であるから，適切な保護策で製造・販売の権利と利益を守らなければ事業自体がおぼつかない．その事業戦略の柱のひとつが，特許によって独占排他権を確保するための，知財戦略である．

　創薬の研究開発過程においては，薬事戦略と知財戦略が並行して展開され，得られたデータはその両方に使用される．それゆえ，研究開発の初期から両戦略を連結して捉えて，両戦略に必要十分なデータをとっていくことが，効率的な開発につながる．

2-1　薬事戦略と知財戦略の連結マネジメント

　どのような研究開発も「山あり，谷あり」で進むものであるが，創薬の研究開発を成功させるため，どうしても乗り越えなくてはならない2つの山は，「薬事承認の取得」と「特許権の確保」である．しかも，どちらも国家審査という「山」で，承認されて初めて研究成果を事業に使用できるものである．

　では，薬事承認取得のための作業と特許権確保のための作業を両立させて効率よく進めるには，どのように取り組めばよいのであろうか．この工夫と実践が，すなわち創薬の研究開発マネジメントそのものといってよいであろう．p.51のコラムのとおり，創薬には運と熱意が必要であるが，運さえよければ成功するものではなく，前提として綿密な計画と緻密な試験データが必要であり，それを取得し，効率的に活かす戦略が必要となる．さらに，15年にも及ぶ創薬の研究開発では，担当者や責任者が代わることもよくあるため，薬事戦略と知財戦略に基づいた継続性のある研究開発マネジメントが重要となる．

　いうまでもなく，新薬承認のための薬事申請のもとになるデータは試験研究データであり，特許出願のもとになる発明の根拠（エビデンス）である実施例もまた，試験研究データである．それゆえ，データを薬事申請にも特許出願にも対応できるように試験をデザイン（実験系を選択）し，また，研究者自身が薬事戦略と知財戦略を理解して，どちらにも使えるかたちで再現性の高い（必要十分な試行数の）データを収集すれば，非常に効率のよい研究開発ができるであろう．すなわち，研究の初期段階から薬事戦略と知財戦略を連結して考えていくべきである．

◆ 薬事戦略と知財戦略の関係

　薬事戦略と知財戦略の共通点は，同じ試験研究データに基づき，国際的な規制のもとで国ごとの審査・承認手続きを行うことである．一方，相違点は，薬事戦略は薬事承認による製造販売許可の取得を目的とし，知財戦略は特許（産業財産権）による事業の保護を目的としていることである．なお，薬事戦略は薬事承認を取得すればそれで終わりではない．医薬品は薬事承認後も安全性と有効性の評価が続けられ，一定期間後に再審査や再評価を受ける規定がある．

本書の最大の主張は，「薬事戦略と知財戦略の連結的理解」であるが，ここで説明する両者の関係は，本来はとくに目新しいことではない．しかし，製薬企業でも薬事部門と知財部門は独立して活動しているため，連結して考える機会はほとんどなかったと思われる．また，行政においても，医薬品審査業務を行う独立行政法人 医薬品医療機器総合機構（PMDA，厚生労働省の管轄）と，知財審査業務を行う特許庁（経済産業省の管轄）は異なる行政機関であるので，連結という発想は乏しかったといわざるをえない．

それでは，アカデミアではどうであろうか．国立大学の法人化を契機として，2004年ごろより多くの大学で，研究成果の実用化による社会還元という目的のため知財部門が設立されたが，医薬品開発に関係する橋渡し研究（トランスレーショナル・リサーチ）と医師主導治験のための臨床試験部門が整備されはじめたのは，その5年後ごろからで，しかも，一部の基幹大学に限られた．そこで，PMDAが連携大学院制度を設けるなどして，医薬系大学におけるレギュラトリーサイエンス講座の整備に協力を始めたほか，大規模な大学病院では基礎研究成果を臨床開発につなぐ仕組みとして臨床研究拠点が整備されつつある．薬事と知財の両方の実務経験をもつスタッフもようやく増えてきた．

◆ アカデミア創薬に必須の6本の柱

アカデミアで行った創薬研究を実用化につなげようとすると，薬事と知財の仕組みと手続きを組み合わせて進めなくてはいけないことに気づくであろう．

世界の国々をみると，臨床研究と治験が盛んな国は，つねに新しい治療薬と治療法が導入されるため，医療水準が高く，国民が先端的な医療をいち早く享受できる環境にある．同時に，新たな医薬品や医療機器が活発に製造され，普及するにあたっては，産業上の適切な方法で事業の権利を保護しなければ製造業者から製品供給が行われなくなる危険性が高いため，知的財産権による保護も推進されている．アカデミアは産業には遠い存在であるが，医学研究の成果を実用化して，国民に還元する仕組みを整備するには，アカデミアにおいても薬事と知財の管理・推進体制の整備が非常に重要となってきている．

アカデミア発の革新的な医薬品を創出するために重要な要件は，すでに関係機関で多面的に分析されている．そのうち，PMDAの薬事戦略資料では，次の

ように，おもに6つの要件にまとめられている[1]．ここでは補足説明も加えて解説したい．

1) 革新的研究の企画と実行

まず大切なこととして，開発品目を生みだす革新的研究の企画と実行があげられる．わが国の基礎研究能力が高いことは知られているとおりで，この基礎研究の成果をいかに有効に活用するかが課題となる．しかし，基礎生命科学領域で発表された論文数の国際順位は，1998～2007年までの10年間は3位であったものの，2013～2014年時点では6位に低下している．同様に，臨床医学系論文の国際順位は，もともと基礎系論文よりは低いものの，1998～2007年には10位台にあったものが，2013～2014年には20位に低下した．近年，国際論文の発表数では，中国と韓国が伸びている．創薬において，わが国が国際的な競争力を維持するためにも，よりいっそうのライフサイエンス研究の振興が必要と考えられる[2]．

2) 医療上の意義と必要性

つぎに大切なのは，開発品目の，医療上の意義と必要性が高いことである．研究成果は革新的であっても，実際の医療にどのような新たな適用可能性をもたらすのかという臨床上の意義が打ち出せないと，開発戦略そのものを構築することが難しくなる．また，最終的に薬事承認審査を受ける際にも，承認取得に最も重要な要件は，医療上の意義と必要性を明確に提示できることである．

ただし，新薬の研究開始から上市（販売）に至るまで15年ほどの時間がかかることを考えると，基礎研究の段階では15年先の医療ニーズを予測することが必要となってくる．科学研究の進展と解析技術の進歩によって，疾患研究から得られる知見と情報は，漸次更新されていくので，それらも勘案しながら，治療満足度が十分ではない疾患を研究対象として定めることになる．

2015年3月にヒューマンサイエンス振興財団から報告された，おもに臨床医を対象とした医療ニーズの調査報告書[3]によれば，治療満足度の低い疾患は，低い方から，アルツハイマー病（※），膵がん（※），血管性認知症（※），統合失調症，線維筋痛症（※），多発性硬化症（※），糖尿病性神経障害（※），肺がん，

非アルコール性脂肪肝（※），糖尿病性腎症などである．ここで，※印をつけた疾患は，治療における医薬品の貢献度もとくに低いと分析されている．がんと神経変性疾患が多いのが特徴であり，今後しばらくは，これらの領域の医薬品に対する医療ニーズが高いと推測される．

　また，医薬品の研究開発において留意しておいた方がよい点は，十数年後の医療技術では，医薬品用途が医療機器によって置き換わるケースが生じうることである．さらに，高機能な医療機器や検査薬の発達によっては，医薬品の存在意義が乏しくなるケースも出てくるであろう．たとえばがん治療薬の分野では，がんの早期診断薬によってがんが早期に発見され，外科手術による初期治療で完治できる場合や，重粒子線治療などの放射線治療技術が向上する場合，さらに低侵襲の外科手術技術や再生医療の進歩によって，薬物治療をしのぐ治療が可能となる場合などである．これらはいずれも，これから進歩が期待される治療技術である．創薬研究者は，医薬品情報に集中しつつも，医療技術全般の開発動向にも注意を払っておきたいものである．

3）「医薬品医療機器等法」への準拠

　法規制に基づく承認を得るためには，どのような資料やデータを提出する必要があるのかを理解しておくことも必須である．

　「医薬品，医療機器等の品質，有効性及び安全性の確保等に関する法律」，すなわち医薬品医療機器等法（薬機法）は，2014年度に改正された薬事法であるが，医療機器の特性を考慮した審査法を導入することや，再生医療等製品の開発にも対応するなど，世界的にみても最も進歩した薬事規制法となっている（p.56，§2-4参照）．

　しかし，この法律の定めるところと実際に取得すべきデータの理解は容易ではないため，それを支援する行政機能も活用するとよい．とくに，アカデミア創薬を目指す場合は，臨床試験中核病院などの橋渡し研究部門（トランスレーショナル・リサーチ部門）に相談するほか，PMDAの薬事戦略相談制度を利用すれば，適切な助言を得られる．とりわけ，PMDAの薬事戦略相談制度[4]は，審査承認機関が考える開発の方向性と必要なデータに対する助言がもらえるため，アカデミアにとってはたいへん心強い．

4) 効率的な開発戦略の構築

　薬事承認のために，必要な試験とその実施時期を計画する際には，医薬品医療機器等法に基づく承認を目指して，どのような試験を，どの時期に実施することが，開発上の課題の明確化と適切な判断を行ううえで有用となるのかを考え，開発計画の全体像を描くことが重要である．研究開発担当者は，どうしても目の前の試験研究に集中してしまい，開発全体における位置づけとバランスには目が届きにくくなる傾向がある．しかし，全体像を把握したうえで研究開発を進めれば，これから実施しようとする研究や試験が，薬事承認申請のうえで，どの部分を担うことになるのか，研究者や開発者自身も意識することが可能となる．その結果，研究や試験の実施目的がより明確となり，適切で効率のよい試験計画の立案に役立つほか，開発品目の医療上の位置づけがわかってくる．

　この部分が薬事戦略のコアにあたる部分で，医療上の位置づけをイメージすることは，すなわち，上市後に医療現場で，どのような疾患に，どのような効能で，どのように薬剤が使用されるかまで想定して，それに合わせた薬事申請用データが取得できるような開発案を構築していくことにつながる．

5) 必要な特許の取得

　事業には，開発品目に関する特許の取得が必要である．いくら革新的な研究成果であっても，特許による権利保護と利益が確保されていなければ，医薬品事業として成り立たないからである．製薬企業では，通常は研究企画の段階で，狙うべき領域に他者（他社）の基本特許が出願されていないことを精査し，もし広範な基本特許が出ていれば研究開発を断念することもある．専門用語では，FTO（Freedom to Operate）調査，またはパテントクリアランス調査とよばれる調査がこれにあたるが，アカデミアの研究では通常，そうした調査は行われていないと思われる．

　研究過程で好ましい成果が出て，アカデミア創薬を目指そうと判断するときには，アカデミアでも一度，直接競合する先行技術や侵害する先行特許がないことを調査しておく必要がある（p.69参照）．

6）研究開発費の確保

　医薬品の研究開発には多額の費用がかかる．とくにアカデミアやベンチャー企業においては，資金調達が実務的に一番苦労する点になる．ただし，研究費の調達にあたっても，適切な開発戦略の全体像を構築しておくことが重要で，それにより，開発計画全体の資金調達が1度ではできなくとも，開発ステージごとに調達することが可能となる．進捗に応じたデータ取得の状況と，薬事申請の段階までに具体的に取得する予定のデータパッケージとその根拠を示すことができれば，研究費調達の申請においても大きな説得力をもたせることができるであろう．

　以上の6つの要件のうち，研究企画と研究開発費以外の4項目については，薬事戦略と知財戦略にかかわることであり，研究段階から両戦略をうまくマネジメントすることが，革新的な創薬を行うためにきわめて重要であることがわかるであろう．なお，これらを効率よくマネジメントするには，民間の支援機関の活用も有効である．薬事戦略と知財戦略の支援体制は，次に述べるように，それぞれ個別の業態であるが，さしあたっては整備されているといえる．

◆ 薬事戦略と知財戦略の支援機関

　まず知財関係では，多くの特許事務所によって，特許明細書の作成から特許出願・維持・管理までを支援する社会的基盤が十分に整備されている．ただし，優れた特許明細書を作成するためには，作成担当者に科学的なバックグラウンドも必要となるので，できれば医薬系特許を専門とする事務所を選びたい．また，行政機関である独立行政法人 工業所有権情報・研修館（INPIT）は，充実した基盤的な知財支援活動を実施しており，アカデミア機関はここから民間ルートの知財支援にうまくつなげていくと効果的である．

　一方，薬事関係では，民間の支援機関として，開発業務受託機関 Contract Research Organization（CRO）が従来から非臨床試験・臨床試験・薬事申請などの支援を行う機能を担っており，多くのCROが設立されている．治験が開始されれば，治験施設支援機関 Site Management Organization（SMO）から支援を受けられる環境もできている．

前述のように，製薬企業も大学も，知財の場合は特許事務所，薬事の場合はCROとSMOという分業の支援基盤を利用できる．しかし，効率的な創薬研究開発を進めるためには，今後，両分野を連結させた総合的な支援やコンサルティングをする業態があってもよいであろう．

また，特許明細書の作成でも薬事関係書類の作成でも共通することであるが，使用する用語や表現方法などは医学・薬学の専門性が高いものなので，こうした文書を効率よく作成するサービスの需要は高い．とくに薬事関係の文書作成業務は，メディカルライティングといわれ，医学・薬学に加えて生物統計や薬事関係の知識も必須のうえに，文書作成の一定の経験が必要であることから，専門家の育成は容易ではなく，需要は十分に満たされていないと思われる．行政手続きにおいては，文書作成・管理業務がまず必須であるので，専門技術を理解したうえでのドキュメント作成というのは，今後とも社会的に重要な支援機能のひとつであろう．

2-2　薬事戦略と知財戦略の連結による研究開発の基本戦略

図2-1に示すように，創薬の研究開発の主要部分は薬事データと知財データが共通して取得できるプロセスである．このプロセスについて時間軸を明確にして表すと図2-2のように，「研究－知財－薬事」という連結的な流れがあり，これが創薬研究開発のグランドデザインとなる．特許のタネになる発明が出はじめると知財戦略を策定し，開発ステージに移行すると具体的な薬事戦略を策定して開発が進められる．つまり，基本特許のもとになる基礎的な発明が出はじめた時点から，知財と薬事の連結的な考えかたをしていくのが望ましく，それができれば効率的な開発を進めることができる．

◆ 医薬品研究開発の各ステージで行うべきことを整理する

「研究－知財－薬事」のそれぞれのステージで行うべき，おもな作業を，図2-2にまとめた．まず，研究戦略としては，医療ニーズを十分に調査したうえで，

2-2 薬事戦略と知財戦略の連結による研究開発の基本戦略

基本概念

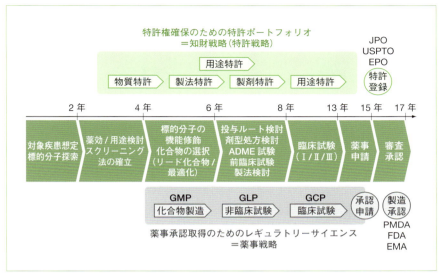

図2-1 医薬品の研究開発における知財戦略と薬事戦略
図中の年数は一般的な経過を示す．

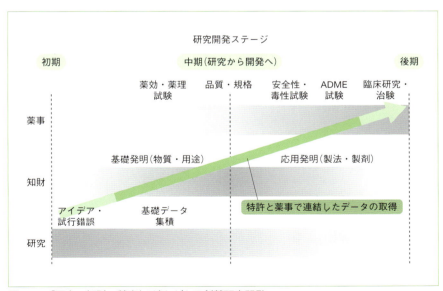

図2-2 「研究－知財－薬事」の流れがある創薬研究開発
創薬には「研究－知財－薬事」への連結的な流れが必要である．

45

創薬のための研究課題を設定し，設定根拠となる研究データを集積する．同時に，*in vitro* と *in vivo* における実験的POC (Proof of Concept) を取得することが必須である．治療標的分子の同定にあたっては，その分子が病態に直接関与していることを示す実験データが必要となる．いわゆる間接的な要因で薬効が出ている状態を，オフ・ターゲット効果というが，このオフ・ターゲット効果を否定する検証的実験も必要である．知財戦略は事業展開に，薬事戦略は医薬品開発と事業にそれぞれ必須であるが，最初のステージである研究戦略は，これから15年以上にもわたる創薬研究と開発の中心標的を定める戦略であるから，十分な裏づけがとれる手法で（とくに臨床情報ともリンクさせて）実施することが重要である．

　知財戦略では，特許ポートフォリオを策定し，研究から出てきた発明を順次，特許出願していくことが重要である．同時に，得られた発明が他者（他社）侵害とならないように，十分な先行技術調査も随時行う必要がある（p.69参照）．

　薬事戦略では，薬事承認に必要な非臨床試験と臨床試験のリストアップと基本設計が中心となる．開発ステージに入ると，創薬開発は本当に紆余曲折になる．たとえば，第Ⅰ相試験で思わぬ有害事象が発現した場合や，第Ⅱ相試験で期待された有効性が認められなかった場合など，成分の問題か，製剤の問題か，被験者側の問題か，試験デザインの問題か，などの解析と対応がすぐに必要となり，それに応じて試験計画や治験契約の変更もありうるので，息をつく暇もないというのが実態であろう．

◆「医薬品＝物質＋情報」

　図2-1に示したとおり，医薬品の開発とは，医薬成分となる「物質」を製剤に仕上げ，薬効と安全性を確認して，「使いかた」を決めていく作業である．この「使いかた」を「情報」とみて，「医薬品＝物質＋情報」と解釈することもできる．この概念を整理したのが図2-3である．すなわち，医薬品の研究開発とは，疾患の治療に使える「有用な物質」について種々の試験を行って，「最も有益な使いかた」を見いだす作業であると考えることができる．

　「有用な物質」に対する知財戦略は，「化合物」と「製剤」，「製法」の特許をとることであり，薬事戦略は，「物質の製造」(Good Manufacturing Practice, GMPに

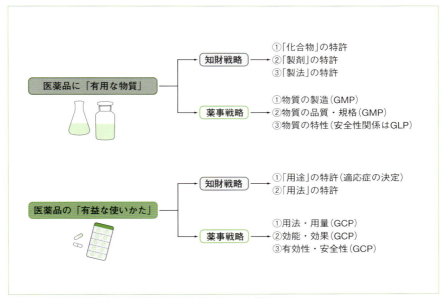

図2-3　医薬品は「有用な物質」の「有益な使いかた」を規定する
「物質」と「使いかた」を特許でおさえ，薬事で管理する．

基づいて行う）と「物質の品質・規格」(GMP)，「物質の特性」(Good Laboratory Practice, GLP＝とくに安全性基準に基づいて行う）を各種試験によって規定することである．また，「有益な使いかた」に対する知財戦略に必要なのは，適応症となる「用途」と「用法」（進歩性の高い場合）の特許をとることであり，薬事戦略に必要なのは，「用法・用量」(Good Clinical Practice, GCPに基づいて行う）と「効能・効果」(GCP)，「有効性・安全性」(GCP)をおもに臨床試験を通じて規定することである．

◆ 医薬品の添付文書からみる開発プロセス

図2-3に示した考えかたは，実は医療用医薬品の添付文書に明確に表れている．図2-4に医療用医薬品の添付文書の例を示す．添付文書は，すなわち医薬品の全情報の概要をまとめた取扱説明書である．分量としては，A4文書で数枚ではあるが，いわば数百億円の費用と十数年に及ぶ期間をかけて行われた研究開発の集大成の情報といえる．

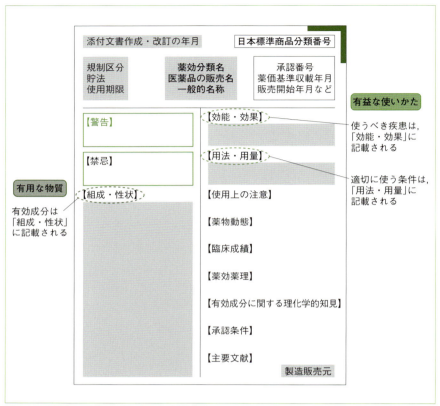

図2-4 医薬品の添付文書のおもな記載内容

1) 警告と禁忌

医療用医薬品の添付文書には，まず何よりも安全に医薬品を使ってもらう必要があることから，安全性の注意喚起である【警告】（赤字で表記される）と【禁忌（次の患者には投与しないこと）】という2つの注意事項が明記されている．

2) 組成・性状

次に記載されているのは，【組成・性状】であり，薬剤の有効成分と添加物などの組成と製剤の性状が示され，この部分が医薬品となる「有用な物質」の実体である．

3）効能・効果

　その次に記載されているのは，【効能・効果】であり，薬剤が使用されるべき疾患（適応症）と得られる治療効果（効能・効果）が具体的に書かれている．この部分が，「有益な使いかた」の対象となる疾患を示す．

　この項目では具体的な使用方法として，医薬品の薬事承認審査の結果を反映して，医薬品のベネフィットとリスクのバランスを考慮した結果，ベネフィットの方が大きくなるような使用条件を指定している．たとえば，疾患の軽症例には他の薬剤がふさわしく，軽症の治療薬が無効な場合のみに本薬を使用するという条件を表す場合は，「既存治療が無効な場合の○○疾患」や「再発又は難治性の○○病」と記載される．実際こうした場合には，治験によって，既存治療が無効であった症例で有効性が得られたことが薬事承認の根拠になっているのである．

　また，【効能・効果】には，疾患名だけを規定して「○○疾患の治療」と記述するのではなく，具体的な症状の改善を記載している場合も多い．たとえば，効能としては「○○病における○○という症状」，効果として「○○の症状の改善」という具合である．この部分は，該当する用途特許の請求項と比較してみると効果の範囲がより限定されていることがわかるが，それは，薬事上では【効能・効果】の承認範囲を，より具体的な条件としているためである．一例をあげると，エリスロポエチンという赤血球増殖因子では，特許の場合は，「赤血球増殖剤」または「貧血治療薬」という請求項で申請されるが，薬事承認された効能は「腎透析に伴う貧血」であった．重要なことは，薬事承認で得られる適応が実際に認められた医療用途であり，エリスロポエチンでいえば，どのような貧血でも（鉄欠乏性貧血や一時的な失血による貧血などでも）使えるということにはならない．医療上の意義の最も高い使いかたで，しかも事業的に利点が大きな適用での承認を狙う（そのような対象患者で臨床試験を計画する）のが，薬事戦略である．もちろん，実験データ上はどのような貧血にも一定の効果をもつことが期待できるかもしれないが，医薬品として開発する場合には，明確な疾患と症状の改善をエンドポイント（評価指標）として治験を行うことになる．したがって，薬事承認取得を狙う適用条件の周囲を補強するようなかたちで特許ポートフォリオを構築していくと，事業展開上も有利であろう．

4) 用法・用量

　続いて記載されているのは【用法・用量】である．この部分には，「有益な使いかた」となる使用方法が具体的に規定してある．ここには，医薬品のベネフィットとリスクのバランスが考慮されて，副作用が問題にならない範囲で，なおかつ十分な薬効が期待できる薬剤の使いかたが記載されている．たとえば「通常，成人には［薬剤名］として1回○○mgを1日1回食後に経口投与する」と表記される．これも実際の治験データから得られた最も好ましい使いかたである．

　以上のとおり，添付文書における【組成・性状】部分が医薬品となる「有用な物質」の実体になり，【効能・効果】と【用法・用量】の部分は「有益な使いかた」にあたる．すなわち，医薬品の添付文書は，薬剤の取扱説明書であり，医薬品という「有用な物質」の最も「有益な使いかた」を整理してまとめたものということができる．

　医薬品の添付文書を，医薬品研究開発における最も簡潔な「最終報告書」と想定してみると，薬事戦略と知財戦略の連結した考えかたが整理できるであろう．医薬品開発とはすなわち，医薬成分という物質を同定し，治療薬としての効果を発揮させる使いかたを決めることであるから，開発のベースになるのは治療の対象とする疾患をどのような物質で治療するかという基本計画である．それゆえ，p.45の図2-1に示した薬事と知財の戦略的プロセスは，医薬候補化合物の性質が基本計画に適合することをステップごとに確認していく作業であるとみることができる．目的が対象とした疾患の治療であることを認識できれば，基本計画は薬事戦略が主となることは理解できるであろう．

　注意したいのは，研究が開始され，新規の発見から特許出願するという作業に着手すると，ともすると目の前の知財戦略に意識が集中し，基本であるはずの薬事戦略への意識が希薄になりやすいことである．薬事と知財は同時進行で展開されるが，医薬品としての承認取得のためには薬事戦略をベースとして捉え，そのうえに個別技術の特許を取得していくための知財戦略が乗ることを忘れないようにしたい．

Column

「薬になればよい」と「承認をとる」

　筆者は創薬の基礎研究に15年にわたり携わったのち，臨床開発を10年経験した．臨床開発に移ってからは，研究所の考える医薬ニーズと医療現場の治療ニーズとの乖離を何度も思い知らされた．目から鱗が落ちる経験は一度や二度ではなかった．意識のうえでも，研究者時代は，「運よく薬になればよい」という程度であったが，臨床開発に移ってからは「薬事承認をとらなければならない」という意識に変わり，創薬研究のゴールは薬事承認の取得であるということを強く自覚したものだった．

　アカデミアで創薬の基礎研究に携わっているだけでは，「薬事承認の取得」の意思の醸成はなかなか難しいところがある．その背景のひとつに，創薬研究はカオス（Chaos）であるが，医薬開発はオーダー（Order）であるということがあると思う．研究においては，混沌としたChaosから，新たな発見や仮説を見いだし，研究者はそれを楽しむところがある．しかし，開発はOrderとして，決められた手順で高品質のデータを確実にとっていく地道な作業である．承認申請用のCTD（Common Technical Document）データの収集はChaosではできない．しかし，開発に入っても期待どおりの結果が得られず，はからずもChaosに陥ってしまうことは，実は，しばしばある．しかも，かならずしもファーストランナーがゴールできるとは限らないのが医薬開発の常識である．創薬には，意思の力と情熱に加えて，「運」も必要なようである．実際，創薬の成功事例をよく調べてみると，紆余曲折の研究開発過程には担当者の強い意思と情熱，それに「運」ともいうべきチャンスが巡ってきたという開発秘話が少なくない．

　ただし，ChaosであってもOrderであっても，研究開発者の絶え間ない努力が原動力であることは認識しておきたい．

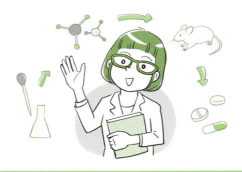

2-3　薬事データと知財データの連結的関係

　医薬品の添付文書の情報は，薬事承認申請の際に作成された共通書式であるCTD（Common Technical Document）の情報の要約である．そこで，CTDを構成する各種試験データの内容を詳しくみると，薬事戦略と知財戦略の要素が連結されていることがわかるであろう．実際，各種試験で得られるデータを薬事データと特許データに整理してみると，図2-5のように，CTD分類に基づく多くの種類の薬事データのなかには，特許にするべきデータが共通して含まれていることがわかる．これをもとに，研究開発プロセスのなかの薬事戦略と知財戦略の関係を示したものが図2-6である．薬事と知財の両戦略上で，同一のカテゴリーのデータ取得作業を連結して開発が進んでいることがわかるであろう．この関係を理解しておくと，各種試験でデータを取得する際に特許出願と薬事申請の両方に使用できるデータを作成していくという，効率のよい研究開発ができる．これがすなわち，知財戦略と薬事戦略を連結して考えるということである．

　とくに，研究管理者と研究者みずからが両方の戦略に使えるデータをとるこ

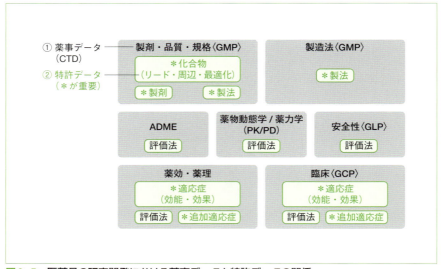

図2-5　医薬品の研究開発における薬事データと特許データの関係

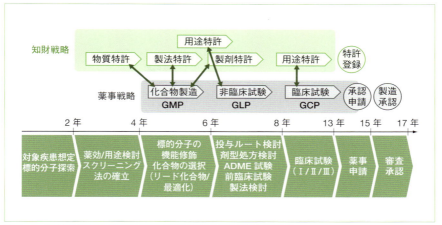

図 2-6　医薬品の研究開発における薬事戦略と知財戦略の関係
図中の年数は一般的な経過を示す．

とを意識して，試験研究を進めるとよい．薬事承認には，とりわけ再現性と信頼性が保証された高い品質のデータが求められるので，それらに準拠したデータは特許の実施例としては十分なレベルにある．また，試験法も両者でできるだけ共通するかたちに工夫することが重要である．

　たとえば，「薬効・薬理」の試験がよい例で，医薬組成物の薬理活性を評価する方法がいくつかある場合，その化合物の作用機序から考えて治験のエンドポイント（評価項目）に対応する動物評価系を構築して用いるのである．そうすれば，その試験データは，請求項となる適応症にうまく反映させることができる特許の実施例になるうえ，薬事データとしては，治験と関連性が高い非臨床試験データとすることができるであろう．

◆ 申請書類からみる薬事と特許

　薬事データと特許データを実際の文書レベルで比較した結果が，図 2-7 である．薬事の CTD と特許文書の最も大きな違いは，CTD は医薬品の試験研究データをすべて網羅したデータパッケージであり，ボリュームが圧倒的に多いことと，多くのデータの取得方法が規制（Good Practice）に則っていることである．一方，特許文書は，「発明の単一性」の要件（特許法第 37 条が定める，「相互に技術

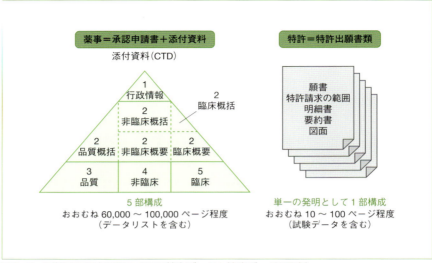

図2-7 医薬品の研究開発における薬事データと特許データの関係

的に密接に関連した発明については，それらを一つの願書で出願できる」という規定）に則して，おもに個別の技術としてまとめられる．

　薬事申請の添付資料の中身は5部構成からなる文書で，資料の具体的項目は**表2-1**に示したように，開発医薬品の起源から，化合物の製造法，品質・規格，安定性，非臨床試験の成績，臨床試験の成績など，多岐にわたる．添付資料のうち，起源や行政の情報を除いた部分がCTDにあたる．ボリューム面では，CTD文書のページ数は特許明細書の数百倍以上にもなる量であり，その内容から，データ取得期間も10年以上に及ぶことが想像できる．なお，CTDはデータ量が膨大であるため，電子化も進められており，とくに臨床試験データ規格のCDISC（Clinical Data Interchange Standards Consortium）標準については，電子データの提出が実施されようとしている（p.81参照）．

◆ 薬事審査と特許審査

　ここまでに述べたとおり，医薬品情報は「有用な物質」と「有益な使いかた」に分けることができ，それぞれに薬事データと特許データをリンクさせたかたちで

表2-1　医薬品の承認申請に必要となる添付資料

添付資料	添付資料の項目
起源または発見の経緯および海外における使用状況に関する資料	1) 起源または発見の経緯に関する資料 2) 海外における使用状況に関する資料 3) 特性および他の医薬品との比較検討などに関する資料
製造方法ならびに規格および試験方法に関する資料	1) 構造決定および物理化学的性質などに関する資料 2) 製造方法に関する資料 3) 規格および試験方法に関する資料
安定性に関する資料	1) 長期保存試験に関する資料 2) 苛酷試験に関する資料 3) 加速試験に関する資料
薬理作用に関する資料	1) 効力を裏づける試験に関する資料 2) 副次的薬理・安全性薬理に関する資料 3) その他の薬理に関する資料
吸収，分布，代謝，排泄に関する資料	1) 吸収に関する資料 2) 分布に関する資料 3) 代謝に関する資料 4) 排泄に関する資料 5) 生物学的同等性に関する資料 6) その他の薬物動態に関する資料
急性毒性，亜急性毒性，慢性毒性，催奇形性，その他の毒性に関する資料	1) 単回投与毒性に関する資料 2) 反復投与毒性に関する資料 3) 遺伝毒性に関する資料 4) がん原性に関する資料 5) 生殖発生毒性に関する資料 6) 局所刺激性に関する資料 7) その他の毒性に関する資料
臨床試験の成績に関する資料	臨床試験成績に関する資料

整理することができる．ここからも，薬事戦略と知財戦略が連結していることが理解できるであろうが，薬事審査と特許審査の要件を比較してみると，**表2-2**のように，かなりの類似性が認められる．共通点としては，基本は「物質」と「方法」について，それぞれの優れた点をデータに基づいて審査することである．ただし審査方法とデータ量には大きな違いがあり，特許審査は個別技術に対して件数に関係なく出願して審査請求のたびに審査に入るが，薬事審査ではCTDとしてパッケージ化したデータについて一度にまとめて審査が行われる．

さらに，薬事審査でも特許審査でも，申請者の目的が明確になっていることが重要であり，その目的は，医療上の課題を解決するための技術を提供するこ

表2-2 医薬品研究開発における薬事審査と特許審査の条件の比較

条件	薬事審査	特許審査
目的	満たされない医療ニーズの解決	技術的課題の解決
対象範囲	①物質：医薬成分，製剤 ②方法：製造法，適応症，治療条件の用法・用量	①物質：医薬成分，製剤 ②方法：製造法，適応症，特殊な用法・用量
権利の意義	医薬品の製造販売権	産業財産権としての特許権
おもな満たすべき要件	臨床的意義が明確で，ベネフィットがリスクを上まわること	①新規性，②進歩性，③産業利用性があり，得られる効果が大きいこと
試験データの水準	ヒトにおける検証データが必要	実験室データ（$in\ vitro$, $in\ vivo$）でも可
審査資料の形態	個別カテゴリーでデータを収集し，CTDデータパッケージ化	個別技術で出願し，ポートフォリオで全体技術をカバー
満たすべき効果	既存治療に対して優越性のある効能・効果	先行技術をしのぐ効果
結果の保証	信頼性保証基準に適合（GLP，GMP，GCPなど）	技術の実施可能要件を満たすこと

ととなる．審査の対象となるのは，その課題を解決できることを証明するデータ（薬事ではCTD，特許では実施例にあたる）を具体的な試験研究成績として提示し，課題が解決されるのに十分な効果が得られることを明確に示せるか否かである．具体的には，いずれも，医療に用いた場合に得られる効果が既存の方法・技術に比べて優れていることが必要で，薬事審査では「既存治療に対して優越性のある効能・効果」があること，特許審査では「先行技術をしのぐ効果」があることが必須である．もちろん，定量的な優位性が証明できることが望ましい．また，開示されるデータの信頼性と再現性は保証されなければならない．

2-4 世界の動向からみた薬事戦略と知財戦略の連結性

医薬品の製造・販売に対する許認可権は国が有するため，時代の流れに合わせたその法規制の改正は，大きな波及効果を生むことになる．

◆ 日本の薬事法改正

わが国では2014〜2015年に大きな動きがあった．まず，薬事法の一部が改正され，「医薬品，医療機器等の品質，有効性及び安全性の確保等に関する法律」（昭和35年8月10日法律第145号／最終改正：平成25年法律第84号，平成26年11月25日施行），略して，「医薬品医療機器等法」または「薬機法」となった．安全対策を強化する措置が加えられたほか，医療機器と再生医療等製品の特性をふまえた規制が構築されたことが大きな特徴である．

医療機器は，従来は医薬品に準じた考えかたで審査されていたが，独立して本来の特性に合うかたちで審査・承認できるようにし，あわせて，診断などに用いる医療機器用の単体プログラムも，医療機器として製造販売の承認・認証（ただし，医療機器には「第三者認証制度」がある）の対象になった．また，新たに再生医療等製品を定義し，有効性が推定され，安全性が認められれば，特別に早期に条件を付して製造販売承認を与えることが可能となった．これによって，医療機関から提供される細胞を，許可を受けた企業などの施設が，再生医療等製品など（iPS細胞，ES細胞，体性幹細胞，体細胞ほか）として，医療用途で加工・保存・販売できるようになった．

同時に，「再生医療等の安全性の確保等に関する法律」（平成25年法律第85号，平成26年11月25日施行），略して「再生医療等安全性確保法」が施行され，再生医療などの提供機関，および細胞培養加工施設についての基準を新たに設け，安全性を確保するようにした．

この2つの新法によって，日本の薬事規制は世界で最も先進的になったといえる．何よりも，日本で生まれたiPS細胞を含む再生医療等製品を治療薬・治療法として国家承認する体制整備が世界で最も進んだ点で，意義は大きい．

◆ 日本医療研究開発機構（AMED）の発足

わが国での，もうひとつの大きな動きは，米国の医療研究の司令塔ともいうべき国立衛生研究所 National Institutes of Health（NIH）を参考にして，国立研究開発法人 日本医療研究開発機構 Japan Agency for Medical Research and Development（AMED）が2015年4月1日に発足したことである[5]．

AMEDは，これまで文部科学省・厚生労働省・経済産業省にそれぞれ計上さ

れてきた医療分野の研究開発に関する予算を集約し，医療分野における，基礎から実用化までの一貫した研究開発の推進と，成果の円滑な実用化に対する支援，および研究開発の環境整備の実施と助成など，医療研究開発のファンディングとマネジメントを行う機関である．研究費申請のための窓口や手続きも一元化された．こうして，基礎から実用化までの一貫した研究開発の推進および環境の整備を行うことで，世界最高水準の医療・サービスの実現や健康長寿社会の形成を目指している．従来の3省によるプログラムにおいても，実用化までを見すえた産学官連携プログラムは多かったが，これが医療分野ではAMEDという中核機関が設立されたことで，ワンストップ・サービスとして推進される体制となった．

　米国NIHはファンディング機能に加え，研究実施機能も有するが，AMEDは機関としては研究実施機能をもたない．しかし，医薬品と医療機器の開発研究を管理する一方で，臨床研究・治験と知的財産に関する支援を行う機能（臨床試験・治験基盤事業部と知的財産部）を有し，各部門のトップには，それぞれ特許庁とPMDAから部長が選出されたという．この体制からわかるように，AMEDには，薬事戦略と知財戦略もワンストップ・サービスで行う機能がある．

　AMEDは国家的な医療研究開発のファンディングとマネジメントを行う機関であるだけでなく，ひとつの行政機関に薬事と知財の支援機能が併設され，連携して支援できるようになったことは大きく評価したい点である．AMEDのお手本とされた米国NIHの組織図をみると，研究所を有するため，特許出願と技術移転を行うTLO（Technology Licensing Organization）機能は備えているようであるが，AMEDのように知財部門が横串としてすべてのプロジェクト推進部門と連携するかたちではないようである．AMEDが単体でのマネジメントにとどまらず，薬事規制を担うPMDAと知財規制を担う特許庁とのハブとして，薬事戦略と知財戦略の連結的マネジメントまで行うようになれば，わが国の医療分野の研究開発はさらに効率的に進むことが期待できる．それに沿うように，2015年8月には，AMEDとPMDAの連携協定が締結された．とくに再生医療分野では，薬事戦略が研究開発段階から重要となることから，この連携は強力な支えになるであろう．さらに，知財戦略マネジメント機能が稼働されると，非常に効率的な医療研究開発が可能となろう．

Column

PMDAの特色

医薬品・医療機器の審査業務は，わが国では医薬品医療機器総合機構(PMDA)，米国では米国食品医薬品局(FDA)，欧州では欧州医薬品庁(EMA，ただしEMAは医療機器を扱っていない)で行われている．

PMDAは，医薬品・医療機器などに対する薬事行政の3つの業務，すなわち，① 承認審査，② 安全対策，③ 副作用などによる健康被害の救済を行い，国民の保健の向上と安全を守る「セイフティ・トライアングル」という体制をとっている．いわば薬事実務行政のワンストップ・サービス機関といってよいだろう．ちなみに，FDAとEMAには，健康被害の救済という業務は含まれていないようである．

あえていえば，PMDAにはもうひとつの特色がある．実はPMDAと特許庁のビルは，ともに東京都千代田区霞が関3丁目にあり，隣り合わせなのである(図)．医薬品と医療機器の事業化には特許取得も重要であるので，このような立地もFDAとEMAにはない特色といわせてもらいたい．

「天の時は地の利に如かず」(天の与える好機も地の有利な条件には及ばない)という孟子の言葉もある．PMDAと特許庁の地の利を活かして，薬事と知財の相談が行政レベルでも連結してできるようになると，日本の創薬事情は現在以上に効率化するのではなかろうか？

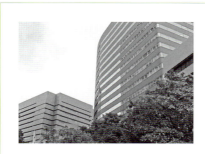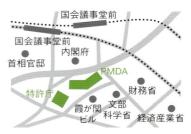

図　隣り合わせで立つ特許庁と PMDA のビル
特許庁(左)と医薬品医療機器総合機構(PMDA，右)，および地図．写真は筆者撮影．

◆ 欧米における研究開発推進

　前述のように，日本では行政主導で法律の改正と機構の設立が進められ，再生医療までも含む本格的な創薬研究開発基盤が整備されたところである．一方，欧米では，産学官の連携による医療系のオープンイノベーション研究開発基盤が法制度に先行するかたちで拡充されてきている．

　欧州では2008年に欧州連合（EU）と欧州製薬団体連合会 European Federation of Pharmaceutical Industries and Associations（EFPIA）が国際的な産官連携パートナーシップであるIMI（The Innovative Medicines Initiative）を設立し，2014年から10年間の第Ⅱ期（IMI 2）に入った．民間から公募されたテーマで研究開発が推進され，薬事対応と知財管理もあわせて実施されている[6]．

　一方，アカデミア創薬で世界トップに立つ米国では，2012年にNIHにNCATS（National Center for Advancing Translational Sciences）が設立され，非臨床と臨床のあいだの橋渡しをするための多くのプログラムを開始した[7]．NCATSは，NIHがアカデミアと組んで創薬研究から臨床試験までカバーし，事業化へのライセンスまでを行うプログラムで，大学の橋渡し臨床研究の施設（Clinical and Translational Science Awards program）は31州62施設にのぼるという．

　上記の欧米の先行例では，いずれも事業化までを見すえたプログラムであることから，薬事戦略と知財戦略は連動するかたちで進められているものと推察される．また，欧米の大型プログラムの仕組みからは，多機関・多施設の参画に配慮していることが読み取れる．

　医薬品の実用化には臨床試験が必須であることから，多くのアカデミア系医療機関の参画が重要であり，オープンイノベーションに加えて，臨床研究・臨床試験を実施できるネットワークを形成することが求められている．マネジメント機能としては，薬事戦略と知財戦略，さらに倫理性確保を監視する機能まで整備することが医療技術の実用化を最も効率よく進める体制であろう．医療分野は公益性が高いことから，欧米の例をみても，POC取得までの研究開発費のファンディングは官民で研究基金を設立するかたちで賄うのが望ましいと考えられる．

参考文献

1) 独立行政法人 医薬品医療機器総合機構：薬事戦略相談パンフレット「薬事戦略相談 ─ 革新的医薬品・医療機器の実用化を日本から ─」(第5版), 2015.
2) 医薬産業政策研究所：産業レポート No.5「製薬産業を取り巻く現状と課題～よりよい医薬品を世界へ届けるために～」, p. 19-21, 2014.
http://www.jpma.or.jp/opir/sangyo/201412_1.pdf (2015年9月現在)
3) 公益財団法人 ヒューマンサイエンス振興財団：平成26年度国内基盤技術調査報告書「60疾患の医療ニーズ調査と新たな医療ニーズ」, 2015.
4) 独立行政法人 医薬品医療機器総合機構：薬事戦略相談
http://www.pmda.go.jp/review-services/f2f-pre/strategies/0003.html (2015年9月現在)
5) 国立研究開発法人 日本医療研究開発機構：http://www.amed.go.jp/ (2015年9月現在)
6) Goldman M, et al.: Nat Rev Drug Discov, 14: 1-2, 2015.
7) National Institutes of Health (NIH)-National Center for Advancing Translational Sciences (NCATS)：
http://ncats.nih.gov/ (2015年9月現在)

Column

JPO, USPTO, EPO, WIPO

　筆者は，日本国特許庁 Japan Patent Office (JPO)，米国特許商標庁 United States Patent and Trademark Office (USPTO)，欧州特許庁 European Patent Office (EPO)，世界知的所有権機関 World Intellectual Property Organization (WIPO)を訪問した経験がある．

　JPOとUSPTOには発明者として，代理人の弁理士と一緒に審査の面接に伺った．JPOは東京の霞が関にある1つのビルにほぼ集約されているが，USPTOはバージニア州のアレクサンドリアにあり，鉄道駅を降りると，すぐ目の前の広大な敷地にいくつもの瀟洒なビルが立ち並んで，ひとつの街を形成しているようであった．面接ではどちらの審査官にも，拒絶理由を争点として論点整理とデータ解釈を丁寧に行い，主張すべき点は主張して合意点を探っていった．同行した弁理士の話では，発明者が直接面接に行くと説得力があるのだという．そのせいか，審査された特許は日米ともにめでたく登録となった．

　EPO（ドイツ・ミュンヘン）には，大学特許のヒアリング調査で訪問した．EPOで「日本では大学特許は使えないと企業が言っていますが…」と尋ねると，EPO審査官も「欧州でも同じ．大学の特許は論文原稿をベースにしてあるため，企業の評判はよくないよ」と笑う．「大学特許は世界どこも同じだな…」と妙な安心感を覚えたものであるが，大学特許のありかたを真剣に考える契機となった．

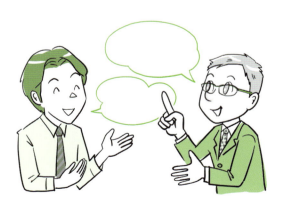

| 2-4 世界の動向からみた薬事戦略と知財戦略の連結性

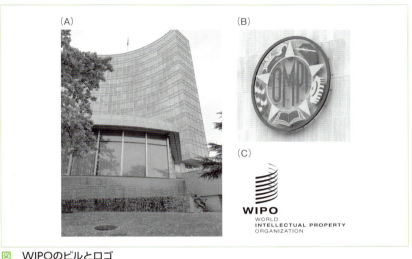

図　WIPOのビルとロゴ
(A, B) WIPO ビルと外壁の「OMPI ロゴ」(筆者撮影)．(C) 2010年からの新しい WIPO ロゴ．

　WIPO（スイス・ジュネーブ）は，全世界的な知的財産権の保護の推進と知的財産権に関する条約ならびに国際登録業務の管理・運営を行っている国連の機関で，ジュネーブの緑豊かな国際機関地区にある．日本国特許庁から出向している担当者にヒアリングするため，2009年に訪れた．WIPOにおける日本の役割はアジア圏各国の特許制度の整備に貢献することで，その活動を強化しているということであった．
　ところで，当地でタクシーに乗り「WIPOへ」と言ったところ，どうも通じない．仕方がないので地図を見せると，運転手は「OMPIのことだね」と言う．ジュネーブはフランス語圏なので，フランス語表記のOMPI (Organisation mondiale de la propriété intellectuelle) が一般的な名称のようで，たしかにビルの正面ロゴは「OMPI」であった．ただし，WIPO設立条約施行40周年の2010年4月に，WIPOのロゴは，文字中心のデザインからメインビルディングの形をイメージした新ロゴに変わったとのことである（図）．

Column

「面白い研究」と「薬にしたい研究」

　企業在職時に，臨床開発計画を策定するため，大学病院の臨床医に何度かヒアリングを行った．開発候補化合物の動物試験データを見てもらい，臨床開発の妥当性を尋ねるのである．このとき，多忙な医師は，こちらが勉強した知識の範囲でしか回答してくれないことに気づいた．臨床を1から教える時間などないのである．そのため，臨床現場の基礎知識やニーズをより具体的に知る目的で，臨床系の学会に出席することにした．とくに勉強になったのは，臨床医に基礎研究の進展をわかりやすく解説する教育講演であった．研究者の立場からすると，臨床へのつながりがよくわかるのである．これらはモーニングセッションとして開催されることが多いので，まさに「早起きは三文の徳」という感じであった．臨床学会の教育講演は，創薬研究者にはぜひともおすすめしたい講義である．

　臨床医とのヒアリングにおいて，次に気づいたのが，研究成果として話す場合と開発シーズとして話す場合で，臨床医の回答が変わることであった．研究成果のデータを説明すると，「面白い結果だね」と褒められるのであるが，開発計画として話を進めると，「面白い結果だが，薬には難しいね」というコメントや，臨床的意義が高い場合は「治験をするなら協力するよ」と，より具体的な意見をもらえたのである．この経験から，「臨床医が面白いと言った，つまり開発は有望である」という論理はかならずしも正確ではないとわかった．「面白い研究」は多いが「薬にしたい研究」は少ないのである．

　このように，開発アイテムに対するGO／NO GOの重要な判断材料にもなる臨床医へのヒアリングでは，質問の方法を工夫して，積極意見と消極意見をきちんと区別することが重要である．たとえば，「この実験結果で治験に移行する場合には協力してもらえますか？」というように，臨床医の本音を聞き出すのである．この尋ねかたに切り替えてからは，開発に対する臨床医の意見を的確につかむことができた．

　製薬企業では，臨床医へのヒアリングがよく行われる．医学研究として面白いだけか，医薬品として開発する価値があるのか，開発時には治験も担当してもらえるか，などの本音をできるだけ上手に聞き出すことが重要である．

　ちなみに，筆者らが創薬に成功した事例は，臨床医から「ぜひとも開発しよう」と言われたケースであった．

第3章 薬事戦略と知財戦略の連結的対応

　薬事戦略と知財戦略の連結を実践的にみていこう．連携性が理解できても，実務で活かすポイントを知らなければ成果に結びつけることはできない．また，薬事と知財の両方に意識を配り，バランスをとりながら運用していくことが重要である．

　なお，開発戦略においては承認取得のための薬事戦略が方針決定の幹となるが，研究プロセス上は，特許取得のための知財戦略が先に始まるため，本章では知財戦略の対応から順に説明したい．

　とくにアカデミアでは，研究が主体であるため，創薬研究における知財戦略の理解だけでも十分に役立つことを期待している．

3-1　知財戦略マネジメントの実務

　知財戦略の目的は医薬品が上市されたのちの事業の保護であり，そのための一般的な留意点は次のとおりである．

① 基本特許と周辺特許を組み合わせ，対象とする医薬品にかかわる事業全体を保護する（評価法，物質，用途，製法，製剤などの特許で，事業全体をカバーする特許ポートフォリオを構築する）．
② 臨床開発の前には基本特許を出願するなど，研究開発のタイムラインに連動して，特許ポートフォリオを構築するように出願する．
③ 特許法の規定を最大限に利用して権利の拡大・存続期間延長を図る（国内優先権制度，保護期間の延長制度，特許の分割出願など）．
④ 国際的な事業展開に沿ったかたちで特許権を取得すべく，特許協力条約（PCT）に基づく国際出願制度の利用と指定国の選択などを工夫する．

　それでは，具体的に研究開始の時期からみていこう．知財戦略（特許戦略）とは特許権確保のための特許ポートフォリオ（開発・製造に必要な特許群）の構築であり，その考えかたを図3-1に示した．

◆ 基礎研究段階の知財戦略

　創薬の研究開発の実務は，治療対象とする疾患を決め，病態関連の治療標的分子を同定するところから始まる．化合物スクリーニング系の確立，ならびに，スクリーニングを行って標的分子の機能を修飾（阻害または増幅）する化合物を選択し，開発候補化合物を得るところまでが，基礎研究として行われる．このプロセスで，新規な化合物を創製して「物質特許」を，想定される適応症へ化合物を使用するための「用途特許」（効能・効果）を，さらに化合物を製造するための「製法特許」を生むことができる．

　物質特許の出願にあたっては，リード化合物を含め，最適化された新規な開発候補化合物，さらには合成化合物であれば中間体も記載し，広く周辺化合物をおさえる（排他権を広くする）かたちで出願する．遺伝子であれば塩基配列，

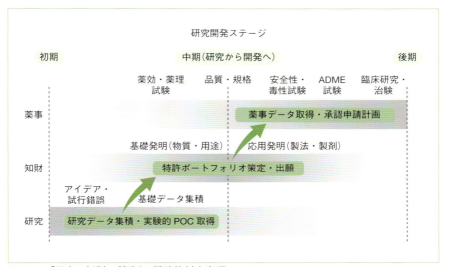

図 3-1　「研究-知財-薬事」の戦略的対応事項
研究開発ステージに沿った，戦略の重点化と必要データの集積が求められる．

ペプチドやタンパク質であればアミノ酸配列を規定する．このような医薬成分の物質特許は，最も強い基本特許となる．治療標的となる分子が新規であれば，これに作用をもつ化合物の修飾方法やスクリーニング法なども特許出願の対象にできる．用途特許には適応症を含めるが，想定される疾患名を物質特許と同様に適用の範囲を広くおさえるように規定するほか，具体的な疾患名をできるだけ多く記述するのが一般的である．

◆ 開発段階の知財戦略

つぎに，研究開発では，製法の検討，製剤処方と薬物動態の検討が行われ，医薬候補化合物が最終的に選択されると，ヒトに対する投与を前提とした各種の非臨床試験が前臨床試験として実施される．前臨床試験は，臨床試験(治験)の条件検討として，毒性やADME〔吸収(Absorption)，分布(Distribution)，代謝(Metabolism)，排泄(Excretion)〕などを評価する試験であり，この時点で治験に使用する製剤の処方が決まる．こうして，「製法特許」と「製剤特許」を出願すると，一連の特許出願はほぼ終わる．臨床開発段階に入ると情報は公開されるため，この時点までに特許出願を終えておかねばならない．ただし，治験に入ってか

らも，被験者で新たな薬理作用（副次的作用を含む）が見いだされると，その時点で新たな用途（追加適応症）の特許出願が可能となり，新規適応症として「用途特許」を新たに出願することができる．

◆ 特許保護の対象となるものは？

特許出願のための特許明細書を作成する場合には，「新規性」，「進歩性」，「産業利用性」の3つを満たすようにすることがポイントである．ただし，医療行為そのものは特許化できないことから，医療系の特許の場合には，特許要件を十分に吟味することが重要である．

実際にどのような発明が特許として認められるかは，特許庁の「特許・実用新案審査基準」[1)]が示す「発明該当性及産業上の利用可能性（第Ⅲ部第1章）」に詳しい（2015年9月現在）．特許にできるものを"特許保護の対象"として捉えると，要点は，以下のとおりである．

①「人間を手術，治療又は診断する方法」は，「産業上利用することができる発明」に該当しない（つまり，特許保護の対象ではない．ただし米国では，「産業上の利用可能性」ではなく，「有用性」が特許要件になるので，治療方法などは特許の対象となる．このため，米国発の医薬品の特許出願には，通常，治療方法にかかわるクレーム，すなわち請求項が含まれている）．
②医療機器・医薬品自体は，物であり，「人間を手術，治療又は診断する方法」には含まれない（つまり，特許保護の対象である）．
③医療機器の作動方法は，「人間を手術，治療又は診断する方法」に該当しない（つまり，特許保護の対象である）．
④人体から，構造や機能に関する各種の資料を収集するための方法は，手術や治療の工程や，医療目的で人間の病状などを判断する工程を含まない限り，「人間を手術，治療又は診断する方法」には該当しない（つまり，特許保護の対象である）．

すなわち，「人間を手術，治療又は診断する方法」に該当する，医師が行う治療行為や診断行為は特許にできないが，治療行為や診断行為そのものに該当せ

ず，それらのために使う物や機器の作動方法は特許化できるということである．また，医療用途，つまり「用法又は用量が特定された，特定の疾病への適用」は新規性をもつものとして，2009年11月以降の審査から特許として保護されることになった．運用例としては，公知の用法・用量とは異なる，副作用の軽減や生活の質を劇的に改善する効果などの，専門家の予測を超える効果を示す新たな用法や用量（投与時間，投与手順，投与量，投与部位など）を特定の疾患に適用させる場合である．

　p.45の図2-1でいえば，医薬成分の「物質特許」と効能・効果の「用途特許」に加えて，新規性のある用法・用量で新たな「用途特許」を出願できることになる．このことは，p.107で後述するドラッグ・リポジショニング drug repositioning（おもに，適応症を変えて，既存薬を新規用途で再開発すること）のための特許権の確保に道を開くものである．おそらく既存医療に比べて用法・用量が薬効・薬理に大きく関与する再生医療分野では，特許の権利化に大きく影響する手法になると予想される．

◆ 特許出願の前に十分な調査と実施例を！

　p.42でも述べたように，特許出願にあたっては，自者（自社）の特許として成立させなくては意味がないので，他者（他社）の特許を侵害しないように，すでに出願された特許を調べながら出願する必要がある．特許出願しようとする発明に関する他者の特許や文献を調べることを「先行技術調査」というが，この調査を十分に行うことが重要である．先行技術調査は，自者の発明の新規性と進歩性を確認するために行うが，同時に，他者の権利を侵害しないようにする目的もある．専門的な調査はパテントクリアランス調査またはFTO（Freedom to Operate）調査とよばれ，企業ではコンプライアンス上，通常のように行われている手段と思われるが，アカデミアは特許を事業として自己実施しないこともあり，この認識と対応は十分ではない．

　先行技術調査を行いながら，自者の一連の特許出願の計画を設計し，事業に必要な特許権を確保していくことが知財戦略である．開発競争が激しい場合は，他者の特許や発表にもつねに注意を払いながら，自者の特許出願を進めることが重要である．出願時に使用する試験研究データは研究開発プロセス上で順次取

得されていくので，初期研究段階から特許出願の全体計画があれば作業が進めやすいうえに，特許明細書の実施例となるデータも計画的に集積していくことができる．実施例を計画的に，かつ十分に取得していくことは，いわゆる「広い特許」(カバーする権利幅の広い特許)をとるためには重要である．特許の権利の幅は，「特許請求の範囲」で規定されるもので，それらは実施例によって裏づけられるので，十分な量の試験データで実施例を構成しないと，サポート要件(特許請求の範囲は明細書に記載した発明の説明の範囲を超えてはならないという条件，特許法第36条6項)を満たさないとされ，ほしい権利が取得できなくなる．たとえば，ヒトの疾患を治療する目的の薬剤として請求しながら，酵素反応や免疫反応などの $in\ vitro$ データだけで実施例を構成すると，危ないということである．せめて動物モデルの $in\ vivo$ データはほしいところである．

このように，明細書本文では実施可能性をきちんと説明して実施可能要件を満たしつつ，具体的な実施の形態に則した実施例をきちんと作成して，特許請求の範囲のサポート要件を満たすことが必須である．アカデミア特許の場合は，特許権を広くとろうと思っても，実施例が少ないために，限定されてしまうケースがしばしばある．サポート要件としては，通常1つ以上の代表的な実施例が必要で，医薬特許の場合は，薬理作用データがそれにあたる．ちなみに，大学などのアカデミア特許を製薬企業にライセンスしようとする場合にも，$in\ vivo$ の実施例を要求されることがよくあるので，注意したい．

◆ 知財戦略を加味した研究計画

ところで，出願の準備とあわせて留意したいのは特許の出願時期である．特許は，出願すると1年6カ月で公開されてしまうので，基本特許となる初期の重要特許は十分な実施例が取得され，開発態勢が整ってから出願されるのが，製薬企業の一般的なスタンスである．したがって，製薬企業では基礎研究の段階で早期に特許出願をすることはまずないが，アカデミアでは，学術的プライオリティを確保するために，すぐに特許を出願して論文発表に進むケースがよくある．このとき，しばしば十分な排他権を確保できるほどの実施例をそろえられないまま，論文発表のための事前の策として特許出願されてしまう．こうした特許は完成度が低いために，製薬企業へのライセンスでも苦戦する場合が多い．

知財戦略で重要なことは，どのような疾患のどのような治療薬にするか，という研究開発のデザインに立脚し，治療標的分子の探索，スクリーニング系の構築，想定される剤型などが，ある程度具体的に設計され，これに適した技術を発明としてつくりあげることである．すなわち，治療薬としての「出口」のイメージをつくり，特許で保護するための技術化戦略を知財戦略とし，それを達成するための研究開発計画を立案していく，出口からのアプローチである．

出口から見れば，治療対象とする疾患のタイプや標的分子がどこに存在するかによって，生み出される発明の概要はあらかじめ決まる場合がある．例をあげると，治療標的が細胞表面抗原であるならば，抗体医薬品が適切な薬剤の形態であろうし，その場合は，製法はタンパク質合成，剤型は注射剤ということになる．研究開発の出口からのアプローチは，特許ポートフォリオに大きく影響する．

◆ 製品化のための製剤特許

医薬品の「物質」としては，歴史的には低分子化合物が主流であった．1990年代よりバイオ医薬品が開発されはじめ，とくに21世紀に入ってからは優れた抗体医薬品が数多く製品化されている（第1章参照）．現在は，ペプチド医薬品，核酸医薬品，そして再生医療製品の範疇に入る細胞加工品で，治療薬としての開発が始まっている．これらは，免疫や生体制御に関する新規治療法として期待される分野である．

ペプチドや核酸は，元来は生体成分であり，体内で分解される性質も有することから，安定化させてバイオアベイラビリティ（投与量のうちの生体内で作用した割合，生物学的利用能ともいう）を高めることが課題であり，また，作用を発揮させたい部位へ効率よく到達させる薬物送達技術 Drug Delivery System (DDS)が必要であるとされてきた．したがって，薬理活性を有するペプチドや核酸を発明した際には，安定化技術やDDSもあわせて考えていかなければ実用化には届きにくい．

そのほか，医薬品は体内に投与されることで製品としての機能が発揮されるため，「製品化＝製剤化」という観点で，製剤技術と投与技術をあわせて考えることが重要であることに留意されたい．この点は，見かたを変えれば，製剤化

技術によって医薬品特許を強化できる可能性を含んでいることを意味しており，医薬成分の特許存続期間が満了しても，優れた製剤特許が存続していれば，製品としての医薬品の権利と事業を守ることができる．また，改めて薬事承認審査の対象にはなるが，新剤型医薬品または新投与経路医薬品として，同一の医薬成分から「新製品」を生み出していくことが可能である．とくに製剤化技術の特許は，それだけを技術導出することもできるので，医薬品事業のうえではきわめて重要な位置づけにある．

◆ 解析技術の進展による知財戦略の留意点

近年は，いわゆるオミックス解析といわれる精密な生体成分の解析技術が開発され，病因の解明に強力な手段が手に入ったが，おかげで創薬の標的は多様化し，その分，開発には困難さも伴ってきている．ここでは，創薬研究上の留意点にも少し言及しておきたい．

トランスクリプトームとよばれる遺伝子発現の研究では，多くの疾患関連転写因子が発見され，それらが治療薬開発の手がかりになるケースも多い．またそれを治療薬の標的分子とする特許もよく出願されるが，薬剤を細胞の核に存在する転写因子に到達させることは容易ではないため，転写因子の制御を目的とした創薬には困難を伴うことが予想される．

同様に，プロテオーム解析とよばれるタンパク質解析技術が大きく進展した結果，疾患発症に関連して，受容体とリガンド，または抗原と抗体というような1対1の結合関係ではなく，複数の異なるタンパク質が状態に応じて特異的な複合体を形成するタンパク質間相互作用 protein-protein interaction（PPI）が重要であることもわかってきた．このような場合，この相互作用を治療標的にしようとすると，治療薬とすべき薬剤をどのように作用させるのかという戦略も必要になってくる．個別のタンパク質を標的分子として特許出願しても，複合的な因子が絡む疾患ではPPIの異常が病態発現にかかわっていることも多いと推察され，どの部分を狙った創薬とするか決めることは難しい．さらに，生命現象の主要な反応を標的とした場合には，副作用も多くなると予想され，大きな課題となるであろう．

同定された治療標的分子は，創薬において重要特許になりうるが，それらは

病態生物学の知見に基づいて見いだされるので，創薬研究者には，生物学的知見から，創薬技術につながる発明を生み出す作業が求められる．

このように，知財戦略のマネジメントにおいては，計画した知財手続きにとどまらず，疾患発症や病態進展にかかわる転写因子の「発見」やPPIの「発見」をどのように医薬品創製のための具体的な「発明」に転化して，医薬品開発に利用する技術としていくかという，関連技術の発掘も求められる．

Column

創薬・製薬・育薬

「創薬」とは医薬品を生み出すこと，「製薬」とは医薬品を製造すること，「育薬」とは剤型や用途を変えて医薬品を育てることである．筆者が受ける印象は，「創薬」は最高度の科学研究の到達点，「製薬」は厳密な技術と管理のモノづくり，「育薬」は医療現場と一体となった応用科学，というところである．

おそらく一般には「育薬」は一番なじみが薄いであろうが，医療現場ではとても重要な位置づけである．本書でも取り上げているように，臨床的経験から既存薬の新適用を引き出す，ドラッグ・リポジショニング Drug Repositioning（またはDrug Repurposing）という新しい展開（p.107）や，医薬品を使いやすくする工夫の所産が「育薬」の成果だからである．（特許が切れても，薬価が下がって採算性が低くなっても）長い期間使われ，「育薬」によって「使いやすい薬」となった医薬品は，臨床医からみれば貴重である．エビデンスが十分にあることから，薬効や副作用のプロファイルが熟知され，「さじ加減」ができるほか，副作用が出た場合の対処も多くの経験から可能だからである．それゆえ，新薬が出ても，既存の定番の薬を好む臨床医は多くいる．

「創薬」は科学，「製薬」は技術，「育薬」は経験，がそれぞれ主体となると理解してよいであろう．ただし，「創薬」はGCP (Good Clinical Practice)，「製薬」はGMP (Good Manufacturing Practice)，「育薬」はGPSP (Good Post-marketing Study Practice) という規制がかかわっており，やはり，医薬品はすべてwell-controlされているのである．

3-2　新医薬品の保護期間と関連技術

　知財戦略を進めるにあたって，独占排他権の保護期間の知識は重要である．特許制度の目的のひとつは，その発明にかかわる技術を公開する代償として，発明者に一定期間その権利の専有を認めることで，発明を保護・奨励し，もって産業の発達に寄与することにある．しかし農薬や医薬品では，法律で規定された試験と審査に相当の長期間を要するため，その期間は，たとえ特許権が存続していても権利の専有による利益を享受できないという問題が生じている．

◆ 保護期間の延長

　この問題に対しては，特許法第67条第2項（特許期間延長制度）の定めによって，臨床試験などにより「一定期間の独占排他権」が侵食される場合，特許期間の延長措置として5年を限度に特許期間が補償される．すでに述べたとおり，医薬品事業は薬事承認が得られたのちは特許権によって事業を保護するのが通常であるため，新医薬品は特許期間の延長によって最長25年間は保護され，製薬企業はそのあいだに研究開発投資を回収しようとする．そして，回収された資金は次の新薬開発に投資されるのである．特許期間が満了したのちは，安価な後発薬（ジェネリック医薬品）やバイオ後続品（バイオシミラー）が発売され，先発薬の市場優位性はなくなるが，安価で広く普及されることは医療経済に貢献することになる．

　欧米では，医薬品の開発期間が長期にわたることから，特許制度を補完する制度として，試験データ保護期間が設定され，一定の期間内には，有効成分，効能・効果，用法・用量などに同一性のある医薬品は承認されない．これは実質的に後発品の参入を防ぐ効果をもち，先発薬の市場独占期間となる．このデータ保護制度による保護期間は，米国では5年，EUでは10年となっている．

　日本には「データ保護制度」という名称の制度はないが，これにあたるのが「再審査制度」である．試験データの保護の目的というより，市販後多くの患者に使用された結果集められた，治験中に観察できなかった有効性と安全性に関するデータを評価することが目的である．すなわち，新薬の承認から一定期間が経過したのちに，製薬企業が実際に医療機関で使用されたデータを集め，承認さ

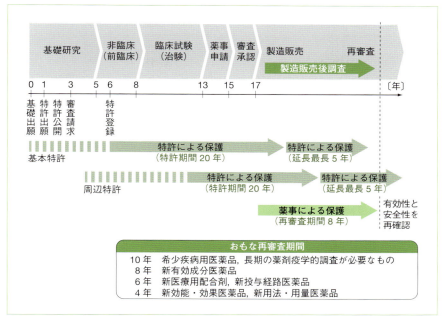

図3-2 新医薬品の保護期間
図中の年数は一般的な経過を示す．

れた効能・効果と安全性について，再度確認する制度である[2]．この期間は，新有効成分医薬品の場合は8年，適応拡大の場合は4年，希少疾病薬（オーファンドラッグ）の場合は10年である．このように，新医薬品事業は，特許制度と薬事規制のデータ保護制度（日本では再審査制度）という2つの制度によって保護されている（図3-2）．

ただし，こうした制度を活用しても，研究開発期間が15年超にもわたることから，新医薬品事業が保護されるのは，承認後の十数年程度になってしまうであろう．それゆえ，研究開発上の知財戦略の基本は，事業を特許権で守り続けるために，基本特許になりうる物質特許，さらに用途特許，製剤特許などを開発タイムラインのなかで適宜出願し，できるだけ長く事業を守れるように努めることである．実際，製薬企業の研究開発者は，いつも新規特許につながりそうなデータはないかという意識をもちながら開発を進めているはずである．

◆ **個別化医療と知財戦略**

　ここまでは，新医薬品の権利の保護期間に関する知財戦略について解説したが，すでに述べてきた医薬品の研究開発にかかわる特許ポートフォリオ以外に関連する技術についても言及しておきたい．

　それは，個別化医療（有効性や安全性の点で，個人の体質や病態，病因遺伝子の多様性に合わせた医療を行うこと）の進展に伴う新規技術である．個別化医療は，personalized medicineともいわれるが，最近ではprecision medicineという表記が増えてきた（p.85参照）．

　個別化医療とは，従来の"平均的患者"を対象として治療法を確立してきた医療と異なり，治療薬や治療法を決めるために患者の体質や疾患の状態を反映するバイオマーカー（遺伝子変異，遺伝子発現，ペプチド，代謝物など）を見いだし，これによって治療薬が有効となる患者を選択したり，治療中のモニタリングを行って薬効や副作用を予測したりすることで，患者に対してベネフィットが大きくなるような医療を目指すものである．したがって，疾患関連バイオマーカーとその検査診断法を治療薬と一緒に開発する事例が増えてきた．がんの分子標的薬を選択する際に使用される，がん関連遺伝子の発現を調べるコンパニオン診断薬 companion diagnostics（CoDx）とよばれるバイオマーカー検査薬が代表的な例で，薬効予測診断による患者層別化，または副作用予測診断による患者層別化に利用される．コンパニオン診断薬は治療薬と同時開発されるために，知財戦略上は，このバイオマーカー特許も同時におさえる必要が出てきたのである[3]．

　このように，医薬品の研究開発は，その医薬品を個別化医療に合わせて的確かつ適正に使用するために，関連技術にまで注意を払う必要が出てきており，それはそのまま知財戦略の適用範囲が広くなってきたことを意味している．

3-3　薬事戦略マネジメントの実務

　薬事申請対応のデータをとりはじめるのは，いわゆる前臨床試験のステージに進んだ開発段階に入ってからで，使用する試験データはp.45の**図2-1**のとおり，

化合物製造に関する医薬化合物の特性・品質・規格から始まり，非臨床試験である薬効・薬理，毒性，薬物動態 pharmacokinetics（PK），吸収・分布・代謝・排泄（ADME），さらに臨床試験（治験）までのデータである．化合物に関するデータはGMP（Good Manufacturing Practice）基準で，非臨床試験では，安全性に関するデータはGLP（Good Laboratory Practice）基準で，臨床試験（治験）に関するデータはGCP（Good Clinical Practice）基準で取得することが定められており，薬事承認審査に申請する書類は，CTD（Common Technical Document）としてまとめられる．

ただし，基礎研究段階である対象疾患の想定と治療標的分子の探索も，臨床ニーズを反映したものでなくてはならず，薬事戦略で最も重要な，医薬品としての臨床上の意義が明確になることという研究開発の基本方針は初期から始められているのである．この基本方針に則って薬事戦略の実務を考えてみよう．

◆ 創薬標的分子の選定

まず，治療対象疾患を設定し，標的分子の特定を試みる．治療対象疾患と標的分子は，おもに国内外の学術研究情報や臨床情報の収集から定められることが多いが，この時点でも臨床現場の調査や臨床医へのヒアリングを行っておくことが重要である．また，疾患の病因を狙うのか，病態の症状を惹起する因子を狙うのかによって，化合物評価系や臨床評価におけるエンドポイントが影響を受けるため，基礎研究の時点から臨床的意義の具体的イメージをもつことがきわめて重要である．また，競合する開発品情報や特許情報なども事前に調査して基礎研究を進めるべきである．

疾患に関連することが実験的に確認された標的分子に対する開発候補物質の探索は，標的分子に対する活性を指標にしてスクリーニングする手法で行われ，一般的には化合物ライブラリーからリード化合物が選定される．その後，リード化合物に対して，薬理活性，代謝，安全性などの解析結果をふまえて化学修飾を行う最適化という作業を経て，臨床開発に最適な開発化合物を決定する．このとき，コンピュータを用いた *in silico* 解析も有力な手法となる．バイオ医薬品の場合は，標的分子の作用を阻害するための抗体の作製，疾患関連遺伝子の働きを制御するためのアンチセンス核酸の作製，遺伝子を導入するベクターの作製

などがあり，さらに今後は細胞や組織を加工した再生医療医薬品など，多様な医薬候補品が提案されてくるであろう．

◆ 製造・品質規格の検討

低分子化合物でもバイオ医薬品でも，開発化合物が選定されれば，その化合物の品質と規格を一定に保ちながら効率的に製造する方法を確立する必要があり，合成方法，精製方法，分析方法，保存方法などを検討する．これらの検討の結果，製造条件が確立されれば，この製造・分析・管理の方法をGMP基準に則って確定する．なお，この時点での化合物は暫定規格でもよいが，臨床開発が実施できるレベルの一定の品質と規格が求められる．

最終的な品質・規格は，一般的に，非臨床試験や臨床試験(治験)開始後にも並行して検討が進められ，承認申請までに決定することとなる．前臨床試験の段階でも一定の品質を担保しておくことが重要なのは，最終的な品質・規格の決定によって製造方法が変更された場合に，前臨床試験で得られたデータとの比較が変更前の製剤との科学的同等性を示す根拠データとなり，また，追加試験の必要性などを判断するうえで重要な基礎データとなるからである．科学的同等性が示せなかった場合には，変更前の製剤を用いて実施した非臨床試験や臨床試験(治験)の結果が利用できなくなったり，試験のやり直しが必要となったりすることになる．開発化合物の製造・品質・規格の確保は，その後の開発スケジュールを左右する重要な作業である．この一連の作業はCMC (Chemistry, Manufacturing and Control)とよばれる．

◆ 非臨床試験

非臨床試験では，おもに細胞や動物を用いて，薬効・薬理，毒性，薬物動態，ADMEに関する試験を行う．この段階では，開発化合物がどのような効力を有するか，またその機序は何であるかについて調べる．これは，ヒトにおける最適な用法・用量の推定と発現する副作用の予測などに有用である．

非臨床試験で薬理試験とならんで重要なのは毒性試験で，開発化合物をヒトに投与した場合に起こりうる有害事象の種類や程度を検討する．毒性試験の結果から，忍容性のある最大用量はどこまでか，予期せぬ副作用がヒトで発現し

ないかという推定が可能で，臨床試験に用いる投与量を決める根拠データともなる．毒性試験は，一般的にマウス，ラットなどのげっ歯類や，イヌ，サルなどの非げっ歯類を用いて実施され，試験目的に応じて単回投与毒性試験，反復投与毒性試験，遺伝毒性試験，生殖発生毒性試験，がん原性試験などがあり，GLPに基づき信頼性を担保したうえで実施しなくてはならない．このうち，がん原性試験は長期にわたり，臨床試験の後期にあわせて行われることが多い．また，薬理作用を発揮する用量で起こるかもしれない副作用を予測するために，臨床試験（治験）開始までには，中枢神経系，呼吸器系および循環器系に対する安全性薬理試験をGLP基準で実施することが必要である．

　薬物動態試験とは，動物を用いて，開発化合物の吸収，分布，代謝，排泄の機構を明らかにすることであるが，このとき，代謝経路の違いなどから，動物とヒトでは薬物動態プロファイルがしばしば異なることも考慮しておく必要がある．臨床試験（第Ⅰ相試験）では改めて，ヒトにおける血中薬物濃度推移からヒトでの有効性や安全性が検討されるが，動物における血中薬物濃度推移と薬理試験や毒性試験の結果との関係を事前に評価しておくことが重要である．

　薬事戦略としては，確実に信頼性の担保された各種の動物試験でデータを取得すること，また取得されたデータ類が合理的な評価のうえでヒト試験に進むための根拠となるように試験を設計することが重要である．なお，非臨床試験の一部は開発業務受託機関（CRO）に委託して実施されることも多いため，適切なCROの選定と実施条件の設定も含まれる．

◆ 臨床試験（治験）

　非臨床試験において，ヒトに投与した際の安全性に大きな問題がなく，有効性も期待できるとするデータが取得された開発化合物を，実際にヒトに投与して有効性および安全性を確認するのが臨床試験（治験）である．最も費用と期間がかかるステージで，薬事戦略のコアにあたる部分である．通常，第Ⅰ相試験〔FIH（First-in-Human）試験など〕，第Ⅱ相試験（探索的試験），第Ⅲ相試験（検証的試験）の3つがあり，臨床試験（治験）を開始するには，PMDAで治験前相談を行い，厚生労働大臣へ治験届を提出することが必要である．とくに，日本国内でヒトに初めて投与する開発化合物の治験を実施する場合には，PMDAの

事前審査の期間が必要で，治験計画（初回治験届）を届け出た日から起算して30日経過したのちでなければ，治験を開始できない．臨床試験（治験）はGCPに基づき，中立的立場で客観性も担保しながら厳密に実施する必要がある．

1) 第Ⅰ相試験

通常，第Ⅰ相試験（PhaseⅠともいう）は，開発化合物を健康成人に投与して安全性を検討することがおもな目的である（例外的に，抗がん薬では患者に投与される）．どのような医薬品でも生物学的作用が薬効と副次的作用の両方につながるため，この試験でヒトにおける開発化合物の忍容性を検討し，どの程度の用量までなら安全性が担保できるかという，最大耐容量 maximum tolerated dose（MTD）を確認する．また，投与時の血中薬物濃度推移から，投与量と血中薬物濃度との関係や消失速度についても検討することが一般的で，これらのデータは，次に行う，患者を対象とした第Ⅱ相試験における用法・用量を設定する重要な基礎情報となる．

2) 第Ⅱ相試験

第Ⅱ相試験では，開発化合物を対象疾患の患者に投与して有効性と安全性を検討することがおもな目的である．この段階で，有効性の有無と薬効用量のデータを得る．比較的少数例の患者に開発化合物を投与し，期待する治療効果の有無を確認したのち（早期第Ⅱ相試験，Early PhaseⅡまたはPhaseⅡaともいう），つぎに，複数の用量を用い，有効性や安全性との関係を検討して，開発化合物の臨床推奨用量を確認するように実施する（後期第Ⅱ相試験，Late PhaseⅡまたはPhaseⅡbともいう）．第Ⅱ相試験は，ヒトにおけるPOC（Proof of Concept）を確認し，臨床開発の最終ステージに進むことができるかどうかを判断する，きわめて重要なプロセスである．有効性は，エンドポイントという臨床的指標で統計的有意差をもって判定されるため，どのような病態の患者に対して，どのようなエンドポイントを指標として，優位性が判定できるかを考慮して治験デザインを設計し，開発化合物の効力を最大限に引き出す試験を実施することが，薬事戦略の最大のポイントとなる．なお，第Ⅰ～Ⅲ相試験のなかでは最も成功確率が低いステップである．

3）第Ⅲ相試験

　第Ⅲ相試験（PhaseⅢともいう）は最終段階の検証的試験で，第Ⅱ相試験で確認された臨床推奨用量を用いて，より多くの患者を対象に，開発化合物の有効性と安全性を検証する．第Ⅲ相試験は，開発化合物の有効性および安全性を示すうえで，最も重要な根拠となる試験であり，薬事承認を得る適応症と，その用法・用量を決めるほか，既存治療薬を対照薬とする比較検証も実施し，開発化合物の臨床的優位性を確認する試験である．また，第Ⅰ～Ⅲ相試験のなかでは，最も規模が大きくなる試験でもある．費用も期間も相当にかかるため，試験計画については十分な検討が必要である．

　臨床試験は，ときに外国で実施されることや，国際共同治験として実施されることもある．その際には海外での臨床試験もきちんと管理され，十分なデータが収集されることが重要である．

◆ 薬事承認申請

　非臨床試験から治験の結果を総合的に評価し，開発化合物の有効性および安全性に関してベネフィットがリスクを上まわると判断される結果が得られた場合には，全データを資料にまとめて，開発化合物の製造販売の承認を厚生労働大臣に申請する．承認申請資料は膨大な試験のデータ・パッケージとして十分な情報量をわかりやすくまとめることが重要で，メディカルライティングという薬事文書の作成作業が重要な役割を担っている（p.44参照）．

　承認審査を効率化・迅速化する手続きは，独立行政法人 医薬品医療機器総合機構（PMDA）において継続的に行われており，申請者側から提出されるデータについても新たな形式で対応されるように求めている．その大きな改正事項が，臨床試験データのCDISC（Clinical Data Interchange Standards Consortium）に準じた電子データによる提出である．CDISCは，すでに米国食品医薬品局（FDA）や欧州医薬品庁（EMA）で提出データとして採用されているグローバルレベルのデータ標準形式で，この導入手続きがPMDAで進められており，2018年度ごろから実施の見込みであるという[4]．

　承認後は医薬品を安定供給する義務があるため，承認申請は製造販売業許可を取得している企業が行う必要がある．したがって，アカデミアは，医師主導

治験などによりみずから開発を行っていたとしても，製造販売業許可を取得していない場合には申請者になることはできず，製造・販売のためには，製薬企業へ開発化合物を導出する必要がある．申請後は，PMDAによって審査および調査が行われ，厚生労働省の薬事・食品衛生審議会の審議を経て，承認が適切と判断されれば，最終的に厚生労働大臣から医薬品として開発化合物の製造販売が承認される．その後，薬価基準で保険収載されて，保険償還で販売することが可能となる．

なお，承認審査時には，GCPの適合性調査（適合性書面審査，GCP実地調査）が行われるため，この調査に合格しておかねばならない．

◆ 製造承認・販売

開発化合物が承認されたのちも，医薬品の安全性確保などのためのGVP（Good Vigilance Practice）などに基づく対応が引き続き必要で，製造販売業者には市販後成績の収集が求められる．これは，承認前に得られるデータだけでは質的にも量的にも限られており，また革新的な医薬品であればあるほど，治験に組み入れられた症例よりもさまざまな背景の患者に医薬品が利用されるため，実際の医療現場で使用が始まってからも一定のデータ収集が必要になる場合が多いとされるからである．2012年からは，医薬品リスク管理計画 risk management plan（RMP）[5]という文書の作成報告が定められ，個別の新医薬品ごとに，安全性検討事項，医薬品安全性監視活動，医薬品のリスク最小化活動を行うこととされている．ここまできちんと行うことが薬事対応として必要なのである．

3-4　医薬品の薬事承認要件

新規開発医薬品のデータを審査するPMDAが薬事承認を可能とする一般的原則には，「新医薬品承認審査実務に関わる審査員のための留意事項」[6]として，表3-1の項目があげられている．これらは，p.16からの§1-4で述べたとおり，薬事戦略上の出口に基づくチェック項目であるといってよい．

また，医薬品審査における論点の整理と留意点はおもにp.84の表3-2に示す

表3-1　新医薬品承認の要件

1）信頼性＝実施された試験や提出された資料の信頼性が担保されていること
・目的とする効能・効果に鑑み，開発コンセプト，データ・パッケージおよび試験デザインが適切か
・提出された資料におけるデータの信頼性が確保されているか
2）治験成績＝適切にデザインされた臨床試験の成績から，対象集団における有効性がプラセボよりも優れていると考えられること
・有効性および安全性に関し，民族的要因による重大な差異はないか（海外での臨床試験結果が評価資料として提出されている場合）
・有効性に関し，プラセボまたは他用量などに対する優越性が検証されているか
・有効性に関し，プラセボによる反応率が一定と推定される領域か
3）臨床的意義＝得られた結果に臨床的意義があると判断されること
・有効性に関し，標準薬に対する非劣性／優越性が検証されているか
・非盲検非対照試験であっても，有効性が十分に確認されているといえるか
・試験間で主要な結果に矛盾はないか
4）有用性＝ベネフィットと比較して許容できないリスクが認められていないこと
・認められたリスクがコントロール可能か，また，ベネフィットと比較して認められたリスクが許容可能であるか
・申請資料で示された非臨床試験の試験成績において懸念すべき点はないか
5）供給能力＝品質確保の点から，一定の有効性および安全性を有する医薬品を恒常的に供給可能であること
・申請資料で示された有効性・安全性と同等の有効性・安全性を示す新医薬品を恒常的に生産できる品質確保の方策がとられているか

項目で，すべての項目が満たされていれば医薬品として承認される．不承認となる医薬品は，臨床試験で対象となった被験者集団下において，有効性が示されていないために，臨床的意義が明確になっていない場合や，ベネフィットと比較して，許容できないリスクが認められている場合などが該当する．

◆ 薬事承認されるためには

　医薬品の承認条件にかかわる「医薬品医療機器等法」の条文では，「医薬品（厚生労働大臣が基準を定めて指定する医薬品を除く），医薬部外品（厚生労働大臣が基準を定めて指定する医薬部外品を除く）又は厚生労働大臣の指定する成分を含有する化粧品の製造販売をしようとする者は，品目ごとにその製造販売についての厚生労働大臣の承認を受けなければならない」（第14条第1項）とし，ついで，

表3-2 新医薬承認審査実務の留意点

開発コンセプト・デザイン
- データ・パッケージとして，一般的に必要な試験がなされていること
- データ・パッケージとして，一般的に必要とされている試験が実施されていない場合でも，科学的検証には十分であること
- 試験デザインは，試験目的から考えてプロトコールの各項目が適切であること
- 試験目的から考えて，試験デザインのプロトコールは一部適切ではないが，致命的でない，あるいはいずれかの項目の変更で審査が継続可能であること

データの信頼性の確保
- データの信頼性が確保されていること
- データの信頼性確保の点で違反が認められたが重大ではなく，修正によって審査が継続可能であること

有効性のデータ
- パッケージが国内試験のみで構成されていること
- 海外データを使用する場合は，評価に用いることのできる海外試験成績が含まれていること
- 海外データを使用する場合で，評価の基準を満たしていない海外試験があるが，日本人集団で十分なデータがあること

有効性の評価
- 実薬(申請品目)のプラセボ，他用量などに対する優越性が検証されていること
- 実薬(申請品目)の，プラセボによる反応性が一定と推測される領域における対照薬に対する非劣性が検証されていること
- 実薬(申請品目)の非盲検非対照試験で，その有効性が十分確認できること

試験結果の再現性
- 試験間で矛盾がなく，結果の安定性が保証されていること
- 試験間で矛盾が認められるが重大ではなく，有効性の担保は可能であること

リスク・ベネフィット
- 実薬(申請品目)の有害事象は非重篤なもののみであること
- 実薬(申請品目)の有害事象は重篤だが，頻度が低く，医学的な対処方法があること
- ベネフィットを勘案したリスクの許容可能性では，リスクは小さく，リスクを上まわるベネフィットが示されていること

「次の各号のいずれかに該当するときは，前項の承認は，与えない」(第14条第2項)と条件を設けている．すなわち，"優れた医薬候補品のみを承認する"という趣旨で記載されているのではなく，"リスクとベネフィットのバランスを勘案して，問題のある開発品は承認しない"という，いわば不合格基準を決めて運用されていることが読みとれる．

ちなみに，第14条第2項で規定されている「承認を与えない条件」の趣旨とは，

①医療上の有用性が認められないとき，②リスクとベネフィットのバランスでリスクの方が大きいとき，③GMP/QMS適合性に違反しているとき，の3条件である（詳細は，「医薬品医療機器等法」の条文を参照されたい）．

この最初の条件にあげられている「医療上の有用性」は最も重要な要件で，これがどの程度満たされるかによって，医薬品の基準は次の5段階に分けられると考えてよい．

①既存治療がなく，優れた第一選択治療法（新規性あり，First-in-Classの可能性）
②既存治療より優れた第一選択治療法（優越性あり，Best-in-Classの可能性）
③既存治療と並列の選択肢のひとつ（非劣性である）
④既存治療が適用できない患者に適用できる（適用範囲で優越性あり）
⑤既存治療で奏功しなかった患者に適用できる（適用範囲で優越性あり）

このうち，①First-in-Classと②Best-in-Classがおもな承認要件と考えてよいであろうし，「First-in-Class医薬品」は，世界が求めている医薬品といえる．

たとえば，FDAは年次活動報告書のなかで，「First-in-Class医薬品」の審査・承認の実績を大きくアピールしている．これは，医療に大きく貢献する新薬は「First-in-Class医薬品」であるという表明と同時に，審査当局の審査レベルの高さを誇るアピールにつながる．ひいては，新規医薬品の産業を米国に集積させる効果もあり，結果として，米国の患者が世界最初に新薬の恩恵に浴することができるという社会的な効果も大きいと思われる．つまり，「First-in-Class医薬品」の創出はさまざまな面で社会的意義が大きいのである．

◆ 個別化医療と薬事戦略

ここまで治療薬としての医薬品の承認要件を解説したが，近い将来は，体質検査や診断法も組み合わせていく必要があることにも言及しておきたい．

今後，進展が見込まれる分野に個別化医療（personalized medicine, p.76参照）がある．また，2015年には米国で，さらに先をいくprecision medicine（直訳では「精密医療」となる）が提唱された[7]．これは，精密診断による患者のサブグループ分けを行い，それに対応する医療と予防法を確立するという概念で，個

別の診断と治療を焦点にしたpersonalized medicineよりも適応と分類の幅は広いようである．米国NIHでは，Precision Medicine Initiative[8)]というプログラムが立ち上げられた．

この概念が医薬品の研究開発に与える影響は今後大きくなるであろう．というのは，いわゆるオミックス技術を駆使した病因および病態研究がさらに促進され，それによって見いだされた疾患関連の個別化因子が疾患バイオマーカーとして検査診断や病態モニタリングに利用されることで，個別化医療が強力に推進されると考えられるからである．また，患者に合った治療薬を選択するためのコンパニオン診断が一般化してくると，治療薬の開発時にはコンパニオン診断法や診断薬の同時開発も必要となる可能性が高い[9)]．個別化された治療を前提とした治療薬（たとえば，がんドライバー遺伝子を標的としたがん分子標的治療薬など）の研究開発の場合には，検査診断法の開発がそのまま，薬事承認条件となる可能性があり，その場合は研究開発負担の増大に直結することになる．

こうしたprecision medicineに沿った医薬品の研究開発の場合には，特定の患者集団である患者コホート（米国の場合は，がん治療のために100万人以上の研究コホートを創設するとされる）の形成が必要となるので，この部分は公的なプログラムとして取り組むことになる．また，人種や国によっても患者集団と病態に差が出ることがあるので，日本国民のprecision medicineのためには日本独自のコホート形成と研究の実施が求められる．こうした取り組みは製薬企業だけでは当然無理であるので，第4章で後述するようなオープンイノベーションを含めた公的な対応を組み合わせていかなくてはならないであろう．

3-5 薬事戦略と知財戦略の連結による研究開発の留意点

創薬研究開発では「研究－知財－薬事」のスムーズなシフトとステージアップが進めば問題ないが，アカデミア創薬を目指した研究開発や，開発経験が乏しいベンチャー企業で起こりそうな事例を例示して，「研究－知財－薬事」の連結的マネジメントに関する留意点を3つあげてみたい．

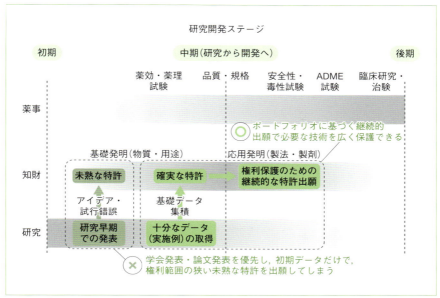

図3-3 「研究-知財-薬事」の連結においてよくある問題点（1）

1）知財戦略を考慮しない研究戦略

　よく問題になるのは，研究者が学会発表や論文発表を優先し，初期データのままで特許出願してしまうケースである．企業単独研究の場合には特許出願が優先されるために，こうした事例はほとんどないが，アカデミアおよびアカデミアと企業の産学連携共同研究の場合には，よく起こる事例である．結果として，未熟な特許が出願され，権利範囲が狭くなってしまう問題がある．円滑な研究開発のためには，十分なデータ（実施例）を取得して確実な特許を出願することで，その後も特許ポートフォリオに基づく継続的な出願を行い，必要な技術を広く特許で保護することが望ましい（図3-3）．

2）薬事戦略を考慮しない研究戦略

　薬事戦略としては，動物試験で薬効データと毒性データをできるだけ早めにとると，開発の方針決定や可否判断をつけやすい．薬理試験担当者と毒性試験担

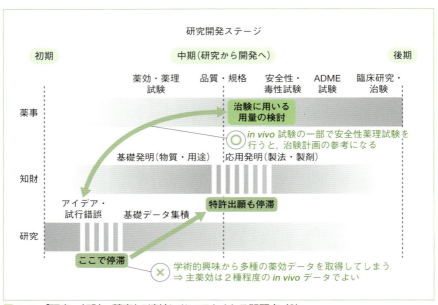

図3-4 「研究−知財−薬事」の連結においてよくある問題点（2）

当者は異なるので，開発マネジメントにより早期に判断ができるように調整し，両試験は計画的に行う必要がある．ところがアカデミアでは，一般には開発マネジメント担当者は不在であり，研究者は薬理試験の方に強い興味をもち，多種の試験系で薬効・薬理データを取得し，毒性試験の進行が遅れてしまうことがある．とくに，よい結果が出れば学会発表や論文発表ができることから，学術的興味を優先して薬効・薬理試験を中心に行ってしまう傾向が強い．その結果，医薬品開発の全体計画としては遅滞を招くことになり，特許出願も停滞し，薬事データの取得も遅れてしまう．薬事戦略としては，$in\ vivo$の主薬効データは最低限2種程度の動物試験にとどめ，加えて$in\ vivo$で安全性薬理試験(薬効用量およびそれ以上の用量を投与した際の被験物質の生理機能に対する潜在的な望ましくない薬力学的作用を検討する試験)を行えば効率がよい．それによって，治療用量の推定と有害事象や安全性の問題が検討でき，治験デザインの設計に参考となる情報が得られるであろう（図3-4）．

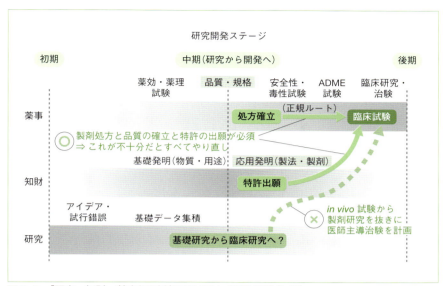

図3-5 「研究-知財-薬事」の連結においてよくある問題点（3）

3）知財戦略と薬事戦略を考慮しない研究戦略

　医師主導治験ができるようになり，臨床医がアカデミア創薬を目指すケースも増えてきた．そのせいもあろうが，製剤処方の確立と製法・製剤特許の出願にまで意識が及ばず，物性研究者や製剤研究者の参加がないままに，臨床試験の設計を議論する臨床研究者がみられる．この点はとくにアカデミア創薬の大きな弱点といってよい点である（図3-5）．CMCは製薬企業や一部のCROでなければ行えないため，医師主導治験の場合でも，これらの機関との連携を考慮した方がよい．

　開発化合物ならびに製剤というモノがきちんと決まらなければ，それを用いた試験はすべて品質管理ができていないわけで，得られたデータの信憑性も低いということになってしまう．とくに留意したい点である．

参考文献

1) 特許庁：特許・実用新案審査基準
   http://www.jpo.go.jp/shiryou/kijun/kijun2/tukujitu_kijun.htm（2015年9月現在）
2) 独立行政法人 医薬品医療機器総合機構：再審査
   http://www.pmda.go.jp/review-services/reexamine-reevaluate/re-examinations/0005.html（2015年9月現在）
3) 田澤義明：コンパニオン診断薬の開発と運用に向けた現状課題と展望, YAKUGAKU ZASSHI, 134：491-498, 2014.
4) 独立行政法人 医薬品医療機器総合機構：審査関連業務
   https://www.pmda.go.jp/review-services/index.html（2015年9月現在）
5) 独立行政法人 医薬品医療機器総合機構：医薬品リスク管理計画（RMP: Risk Management Plan）
   https://www.pmda.go.jp/safety/info-services/drugs/items-information/rmp/0002.html（2015年9月現在）
6) 独立行政法人 医薬品医療機器総合機構：審査等関連業務 新医薬品承認審査実務に関わる審査員のための留意事項：http://www.pmda.go.jp/files/000164631.pdf（2015年9月現在）
7) Collins FS and Varmus H: N Engl J Med, 372：793-795, 2015.
8) U.S. National Institutes of Health（NIH）：Precision Medicine Initiative
   http://www.nih.gov/precisionmedicine/（2015年9月現在）
9) 独立行政法人 医薬品医療機器総合機構：コンパニオン診断薬及び関連する医薬品に関する技術的ガイダンス等について（薬機発第1224029号）, 2013.

Column

「研究所－知財部－薬事部」の関係

　本書では、「研究－知財－薬事」は連結して考えようということを提案している．では、製薬企業における「研究所－知財部－薬事部」の関係はどうなのであろうか？　知財部と薬事部は通常は連携していないことは本文でもふれたとおりである．ならば、研究所との関係はどうであろうか？　研究者の目線で考察してみたい．

　まず、「研究所－知財部」の関係は、連携が強くて協力的であるようなイメージがあるが、実はそれほどでもない．企業の知財部は、自社特許に対する権利侵害調査や他社特許への抵触性の調査など、事業関係の業務が主体であって、研究者の発明を特許出願するのは仕事のごく一部であり、特許出願業務そのものは契約する特許事務所に依頼することが多い．もちろん、研究者の発明相談と出願可否の検討には対応してくれるが、すでに類似の公知情報があるとか、実施例が足りないとか、厳しい指摘が多く、手放しで研究者の発明を評価してくれることはそう多くはない．逆に、研究者と知財部員は、出願の是非を巡って対立することすらある．しかし研究所にとっては、知財部は研究成果の実用化に必須のパートナーであり、革新的シーズが生まれた場合には知財部は頼りがいのある守護者になってくれる．

　つぎに、「研究所－薬事部」の関係はどうであろうか？　これは一般に縁遠い関係で、製薬企業でも薬事に疎い研究者は珍しくない．とくに基礎研究者には、薬事はもちろん、臨床の知識が乏しい者も多いようで、薬事戦略を十分に議論できる状況にはない．たとえば、研究者が薬効の作用機序の面白さを強調しても、薬事担当者は承認要件に則して考えるので、科学的な議論を敬遠してしまうこともあり、研究者にとって薬事部は縁遠い部署と感じてしまう．

　誤解を恐れずにいえば、企業においても研究所は自由な発想と科学的議論を楽しむ科学者の集う場であり、研究者にとって、ルールや手続きにうるさい知財部や薬事部は面白い部署ではないと感じるようである．

　ただし、研究部門の出身者でも、知財部や薬事部に配属されてから、それぞれの面白さを見いだすケースは少なくない．

　研究ひとすじも悪くはないが、研究所から出て知財部や薬事部を経験し、守備範囲の広い研究開発管理者を目指す研究者も増えてほしい．

Column

特許は活用されてこそ面白い

　特許の講義は法規と制度の話から始まるのが普通である．しかし，「特許は活用されてこそ価値がある」というように，「特許の講義も活用例こそ面白い」のである．

　10年ほど前，大学院（在籍学生数約100名）で知財講義を受けもったとき，知財部スタッフと弁理士からなる講師陣で，特許制度と発明の創出を中心に講義を行った．しかし，居眠りが多く，出席率も低下してゆき，学生の関心度はいまひとつであった．大学の教務掛に相談すると，「選択科目では，学生は最初に興味本位で出席し，面白くないと他の科目へ移ります．講義ごとに学生が減るかもしれませんが，過去の例では大体3割くらいで止まりますから，めげないで続けてください」という答えが返ってきた．気を取り直して講義を続けたところ，その年は最終的に受講率5割程度でとどまった．

　たしかに，理系の学生に法律や制度や手続きの話ばかりでは面白くなかろう．しかし知財の知識は理系研究者には絶対に必要なので，ぜひとも受講してもらいたい．そこで翌年度からは，特許の意義と活用を主体に変更し，半分以上の講義を学外の企業関係者に担当してもらうことにした．また，女子学生の比率が約3割と多かったため，女性講師を意識的に複数招くこととした．そのなかには，研究者として入社し，知財部に移って結婚・出産・育児をしながら博士号と弁理士資格を取得したという，京大出身のスーパーウーマンもいた．この講師には，自分の生きかたの話もしていただき，この女性の生きかたに対する学生の反響も大きかった．

　企業関係者による特許活用の話は，ダイナミックで，とても面白い．やはり，実践的な話の説得力はとても大きかった．結果的に，この実践的カリキュラムは大人気を集め，約9割の大学院生が選択科目として選ぶという，人気選択科目になった．受講後のアンケート調査には「先輩から，面白くてためになるから受講しろと薦められたが，そのとおりだった」という嬉しいコメントもあった．卒業後の進路に知財分野を選んだ学生も数名出るという波及効果まであった．

　カリキュラムの手応えに満足感を得て，学期末に改めて教務掛を訪ねると，担当者から「よかったですね．ただし，学外講師の招聘費用を一番使っているのは先生なのですよ」という冷めた答えが返ってきた．でもよいことではなかろうか，それだけの費用対効果はあったのだから．

第4章 アカデミアにおける創薬研究と産学連携

　創薬は，製薬企業がモノづくり担当で医療機関が評価担当という立場であるが，創薬の成功確率が小さくなればなるほど，的確な臨床ニーズと評価手法をモノづくりに反映させなければ，創薬の成功はおぼつかなくなるであろう．さまざまな業種で産学連携が世界の潮流となるなか，とくに医療分野の産学連携は，アカデミア創薬(Academic Drug Discovery)という言葉に代表されるように，急速に世界で進展してきている．

　アカデミアの多彩な研究が革新的な創薬シーズにつながる事実は，すでに米国におけるバイオ医薬品の成功で多く示されている．

　本章では，アカデミア創薬を円滑に進めるための，薬事戦略と知財戦略の課題を明らかにし，解決策と望ましい産学連携手法についても考えてみたい．

4-1　アカデミアの創薬への貢献

　アカデミアによる創薬への貢献は，企業との関係で整理すると，大きく分けて，①アカデミア創薬シーズの製薬企業へのライセンス，②共同研究による創薬シーズの創出，③医師主導治験などの橋渡し研究（トランスレーショナル・リサーチ）によるアカデミア創薬シーズの育成，④アカデミア医療機関の企業治験への参画，という4つのタイプになるであろう．このうち，①から③はおもに創薬シーズの探索と育成を産学連携で行うというものである．医師主導治験の場合でも，製造販売業を行う企業が承認申請を行うことになるので，薬事承認のためには，企業との連携が必要である．すなわち，「アカデミア創薬＝産学連携」という構図であるので，どのような形態にしろ，産学連携マネジメントはきわめて重要である．

◆ 医療分野の特許と学術研究

　医療分野の特許においてはアカデミアの貢献が他の業種に比べて大きいことは，従来から知られている．特許1件におけるアカデミアの学術論文の引用件数を示す，サイエンス・リンケージという指標によって，特許に対する学術研究の影響度を計ることができる．その指標で表すと，医薬品を含むバイオ分野では15.2と10.4（それぞれ国際出願「あり」と「なし」の場合）であり，一方，ナノテク分野では3.2と1.9（同），IT分野では0.1と0.3（同）であった[1]．すなわち，医薬品を含むバイオ分野の特許には学術研究の引用がとくに多く，企業特許に多くのアカデミアの学術的研究成果が反映されていることがわかる．

　また，アカデミアから出願された医療分野の特許のなかには，企業からみて価値の高い特許が存在することは少なくない．わが国の大学の産学連携活動状況を毎年集計した「産学官連携データ集」（独立行政法人 科学技術振興機構）によれば，大学ごとに研究成果の技術移転（特許ライセンスなど）による実施料等収入額を集計したランキング[2]において，総額では当然ながら主要な国立総合大学が上位を占めるものの，1件あたりの収入額でみると医学系大学が上位を占めていた．たとえば，表4-1に示したとおり，2011～2013年の3カ年では，実施料収入ランキング上位30位までの大学を特許1件あたりの実施料平均単価で

表4-1 大学別特許等実施料収入

平成25年度実施料収入							
単価順位	総額順位	機関名	区分	実施収入〔千円〕	件数	平均単価〔千円〕	平均単価比
1	19	◎埼玉医大	私立	18,472	6	3,079	5.85
2	11	◎北里大	私立	32,767	14	2,341	4.45
3	15	◎東京医歯大	国立	21,025	14	1,502	2.86
4	18	◎札幌医大	公立	18,475	15	1,232	2.34
5	28	◎久留米大	私立	12,633	11	1,148	2.18
6	5	九州工業大	国立	77,014	70	1,100	2.09
7	12	長崎大	国立	27,575	40	689	1.31
8	2	京都大	国立	412,209	717	575	1.09
9	24	大阪府大	公立	15,843	38	417	0.79
10	1	東京大	国立	659,854	1867	353	0.67
		平均値				526	1.00

平成24年度実施料収入							
単価順位	総額順位	機関名	区分	実施収入〔千円〕	件数	平均単価〔千円〕	平均単価比
1	8	◎北里大	私立	48,582	10	4,858	7.98
2	15	◎東京医歯大	国立	27,097	8	3,387	5.56
3	25	◎埼玉医大	私立	11,533	5	2,307	3.79
4	2	日本大	私立	220,204	256	860	1.41
5	27	愛媛大	国立	10,691	13	822	1.35
6	22	◎札幌医大	公立	12,259	16	766	1.26
7	10	熊本大	国立	38,033	53	718	1.18
8	26	山梨大	国立	11,523	17	678	1.11
9	7	神戸大	国立	48,823	93	525	0.86
10	1	京都大	国立	257,186	564	456	0.75
		平均値				609	1.00

平成23年度実施料収入							
単価順位	総額順位	機関名	区分	実施収入〔千円〕	件数	平均単価〔千円〕	平均単価比
1	20	◎埼玉医大	私立	11,020	1	11,020	14.87
2	30	◎久留米大	私立	7,515	4	1,879	2.54
3	25	◎札幌医大	公立	9,826	8	1,228	1.66
4	10	高知大	国立	22,994	25	920	1.24
5	1	京都大	国立	224,291	258	869	1.17
6	23	愛媛大	国立	10,374	13	798	1.08
7	14	山口大	国立	15,189	20	759	1.02
8	3	大阪大	国立	76,244	104	733	0.99
9	17	豊橋技科大	国立	12,772	22	581	0.78
10	13	筑波大	国立	15,863	38	417	0.56
		平均値				741	1.00

出典：科学技術振興機構：産学官連携データ集2013～2015, 2014-2015.

並び替えてみると，表中で◎印を付した医学系大学がつねに上位3位までを独占しているのである．医学系大学の特許実施契約件数は多くても十数件と，実施件数では非常に少ないものの，1件あたりの実施料単価は，全大学の平均単価の2倍以上になっている．

さらに，従来からアカデミアのライフサイエンス分野では，特許に加えてリサーチツールとよばれる細胞や遺伝子などの研究成果有体物（研究マテリアル）や，評価系，分析法などが開発されている．これらはしばしば企業の創薬研究開発にも有用とされているため，立派な知的資産として，マテリアル・トランスファー契約 material transfer agreement（MTA）により，有償で企業にライセンスすることが可能とされている．アカデミア特許には多くの課題があり，また，利用性に乏しくなりがちなことは第3章ですでに述べたが，事業化ニーズに合った医学系の特許とリサーチツールは，製薬企業や臨床検査会社などの医療産業からみると，非常に価値が高いのである．

◆ 米国におけるアカデミア創薬の成功

それでは，アカデミアの研究成果から創薬が成功している事例（Academic Drug Discovery）は，実際には，どのくらいあるのであろうか．2010年に発表されたNature Reviews Drug Discoveryの論文[3]によれば，1998～2007年のあいだに米国食品医薬品局（FDA）が承認した252品目の医薬品のうち，創出国別の承認品目数ならびに年間最高売上高のランキングはともに，米国，日本，英国，ドイツ，スイスの順であった．このうち，Academic Drug Discoveryの割合は，米国：72/117（アカデミア発医薬品数／全承認品目数）＝ 61.5％，日本：4/23（同）＝ 17.4％，英国：2/22（同）＝ 9.1％であった．注目すべきは，米国発の承認品目の約半数がバイオ医薬品（New Therapeutic Biologics）であり，これが世界の医薬品市場における米国の圧倒的優位の原動力になっていることである．

2007年以降の医薬品開発動向においてもバイオ医薬品の伸長はさらに著しく，世界の医薬品市場規模が2007～2012年の5年間に32％成長しているところ，バイオ医薬品市場は59％も成長している．さらに，次の5年間（2012～2017年）に推測される医薬品市場の成長が21～24％であるのに対し，バイオ医薬品市場はそれを上まわる31％の成長が見込まれているという[4]．したがって，今後も

バイオ医薬品を創出できる国が世界の医薬品市場で優位に立てる状況となるが，実際，2013年の医薬品の世界売上上位100品目に含まれるバイオ医薬品の創出数が多い企業国籍は，米国（品目のカバー率49％），英国（10％），スイス（7％），フランス（6％），ドイツ（5％），日本（5％）の順であり，米国の圧倒的優位は変わらない[5]．すなわち，世界の医薬品市場のなかでは米国を筆頭としてバイオ医薬品の成長が続き，それには Academic Drug Discovery が大きく寄与しているという背景があり，他方，日本は大きく立ち遅れている状況である．

アカデミアの創薬への貢献は，臨床分野でも顕著である．米国の78公的研究機関（Public-Sector Research Institutions）の調査では，新規適応症に対して取得された10件の薬事承認のうち，9件（90％）が公的研究機関の貢献によるものだったそうである[6]．新規適応症の発見は，臨床現場で，治験または治療中の投薬時に観察された副次的薬理作用（副作用を含む）から生まれたものであろう．いうまでもなく，医療現場は患者を検査・診断し，疾病を治療するところであるから，基礎研究はできずとも，新規治療法につながる情報収集には最適な研究現場となる．この点でも，アカデミアは創薬に十分な存在感を示しているといってよいであろう．

4-2　産学連携によるアカデミア創薬への期待

わが国は基礎医学研究は強いが臨床医学研究は弱いといわれている．また，日本全体では新薬創出の能力は比較的高いものの，バイオ医薬品などの新世代型医薬品では大きく後れをとっており，医薬品の輸入額超過は進む一方である．加えて，日本の新薬メーカーには世界で十指に入る大企業はなく，今後さらに医薬品研究開発の難度が上がることも予想される．これらの状況から，わが国の医薬品研究開発の環境整備を産学官が協働で行い，アカデミア創薬を推進することに異論はないだろう．

◆ 創薬における産学連携の意義

創薬研究は基礎医学と臨床医学の融合があって初めて効率的に進む．すなわ

ち,①基礎的要件(疾患の発症機序の解明と治療標的分子の同定),②臨床的要件(治療効果を評価するための病態と臨床の理解),という2つの要件が融合して初めて具体的な治療標的と治療薬のイメージが生まれる.

しかし,少なくとも筆者の経験では,基礎医学研究者は疾患の機序を研究しているものの,実際の病態や臨床症状はあまりよく知らず,臨床医は患者の臨床症状・愁訴や予後を知っているものの病態機序はよく知らないところがある.また,薬学部と医学部の連携も盛んではなく,薬学部の創薬研究者も実際の病態をよく知らないことが多いようである.製薬企業でもこれと同様な状況で,研究所の研究者は疾患の治療薬を研究しているが,実際の病態や臨床症状はよく知らず,臨床開発担当者は治療薬の薬効や副作用をよく知っているものの病因や病態機序はよく知らないようである.これは,医療分野の研究開発と臨床現場でそれぞれ扱う内容が高度かつ広範になり,あわせて,専門化が進む状況では仕方のないところがあり,とても,少数のエキスパートや高度専門家が育てば済むという問題ではない.やはり,基礎研究と臨床研究を行うアカデミアと,医薬品開発のプロである製薬企業が組んだ産学連携による創薬の推進が非常に好ましく,今後は創薬におけるオープンイノベーションが進むであろう.

◆ 製薬企業がアカデミアに求める役割

それでは,わが国の製薬関係者は,アカデミア創薬に対してどのように期待しているのであろうか?

従来からいくつかの調査が行われているが,筆者も参画する医学系大学産学連携ネットワーク協議会[7](medU-net)が,2014年に製薬企業関係者に対してアンケート調査を行った[8].この調査では,アカデミアに対する製薬関係者の生の声を聞きたいという理由から,所属企業の方針にとらわれることなく個人の立場で,さらに匿名で回答してもらった点が特徴である.

調査結果のおもな部分を図4-1ならびに図4-2にまとめてみた.要約すると,①アカデミアとの連携において最も重視するのは,基礎研究から生まれた創薬シーズと臨床現場の医療ニーズ情報(unmet medical needs)である.②期待する創薬シーズの疾患領域は,脳・神経疾患と,がんが上位である.③アカデミアには,医薬品候補物も期待しているが,薬理活性評価系やバイオマーカー

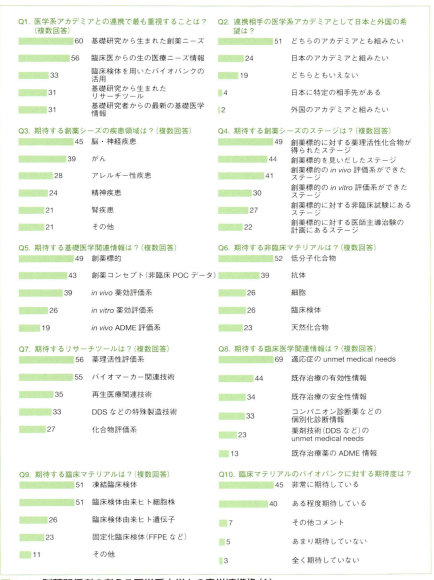

図4-1　製薬関係者の考える医学系大学との産学連携像（1）
日本製薬工業協会会員企業72社に所属する製薬関係者に，個人の見解をアンケート調査し，98名が回答（アンケート実施団体：medU-net，アンケート調査協力：日本製薬工業協会研究振興部，アンケート実施期間：2014年8～9月）．各設問に対して，原則として上位5項目をリストアップした．各グラフの数字は回答者の割合〔%〕を表す（複数回答あり）．

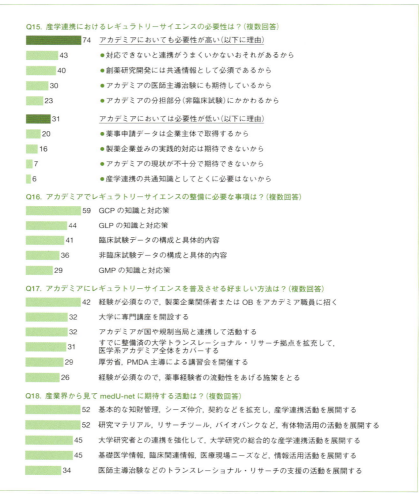

図4-2　製薬関係者の考える医学系大学との産学連携像(2)
アンケートの調査・集計は 図4-1 と同様の方法で行った．

関連技術も期待している．④産学連携を円滑に進めるためには，アカデミアにもレギュラトリーサイエンスの普及が必要で，その方法として，製薬企業関係者の関与，専門講座の開設，規制当局との連携が望ましい．⑤産学連携の形態については，従来型の知財管理や，シーズの仲介のほか，研究マテリアルやリサー

チツールなどの有体物の活用，研究者との連携，医療情報の活用などを期待する，ということである．

この調査結果で特徴的であった点に，疾患領域として脳・神経疾患とがんが重視されていることがあるが，これは2015年にヒューマンサイエンス振興財団から報告された臨床医が考える医療ニーズの調査結果[9]（p.40参照）と一致し，また，バイオマーカー関連技術と臨床検体の活用は，個別化医療の推進（p.76ならびにp.85参照）という世界的な潮流と合致するものである．

1）医療ニーズと臨床マテリアル

さらに，アンケート調査項目を個別にみてみると，最も要望が高かった臨床医学関連情報は，「適応症のunmet medical needs」であった（回答者の69%）．そして，臨床マテリアルのバイオバンクには，実に85%の回答者が「期待している」と答えた．これには製薬企業が直面する課題を示す大きな意味が含まれていると考えられる．すなわち，アカデミアに期待する役割こそが企業が考える創薬の成功率を上げるためのキーポイントと思われるからである．

医薬品の研究開発プロセス内で最も成功率が低いステップは，有効性を判断する第Ⅱ相試験（Phase Ⅱ）であり，30～40%と見込まれている[10]．このステップの成功率を上げるためには，既存治療では満足できていないunmet medical needsを知り，疾患組織に確実に作用して薬効を発揮する開発化合物を投入することが必要である．臨床マテリアル（バイオリソース）は，疾患組織に確実に作用しうるかどうかを実験的（preclinical）に評価するのに非常に有用である．病態の個人差に加え，疾患関連遺伝子の発現の多様性が明らかになってきた現在では，従来法である動物モデルでの実験的POC（Proof of Concept）だけでは前臨床試験としての検討が十分ではなくなってきている．したがって，臨床マテリアルのバイオバンクの活用には，創薬の研究開発を強力に促進させる効果があることは間違いないと思われ，わが国でも社会的なコンセンサスを得て，早急に整備が望まれる部分である．

2）アカデミアがもつ"シーズ"と"ニーズ"

さらに，全体として注目しておきたいのは，製薬企業側からは，「創薬シーズ」

と「臨床ニーズ」がともに，医学系アカデミアに期待されているということである．

一般に，典型的な産学連携は「アカデミアシーズ」と「企業ニーズ」のマッチングという図式で理解されることが多い．これは，研究成果を社会還元する際には企業の事業を介して行われることに起因する．このとき，市場（消費者）へのアクセスは商品を通して企業が行うものであるから，消費者ニーズ（社会ニーズ）を知っているのは企業であるという前提で解釈される．すなわち，アカデミアは市場にアクセスしていないという考えかたが一般的である．しかし，医療分野では，アカデミアの医療従事者が医療製品のユーザー（顧客）でもあり，医療行為によって市場へ直接アクセスするほか，医療現場でニーズを把握する立場にある．逆に，企業側は医療当事者ではなく，医療製品の供給者の立場であるため，実際は，医療従事者から臨床情報や医療現場ニーズを入手して，企業ニーズを設定していることが多いのである．

このように，医療分野に限っては，事業に直接かかわる創薬シーズも臨床ニーズも医療系アカデミアに存在している状況にあり，それらに事業ニーズがそのまま直結できるという状況である（図4-3）．このため，医療現場にアクセスできるアカデミア研究者からの創薬ニーズの発信は非常に価値が高いといえる．ただ

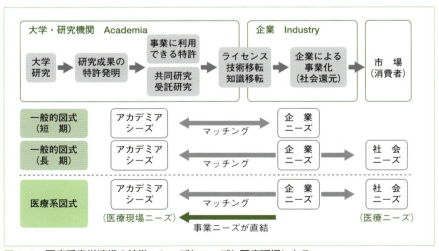

図4-3　医療系産学連携の特徴：シーズもニーズも医療現場にある

し，特定のアカデミアから発信された創薬ニーズが，広く医療現場に共通するニーズであるかを企業側は確認する必要があろう．

> ## Column
>
> ### 産学連携における大学院生の貢献
>
> 　読者のなかには大学で産学連携による研究を行っておられる方もいらっしゃるだろう．その場合，産学連携研究に大学院生を参画させることには注意した方がよい．大学院生は授業料を支払い，指導を受ける立場であり，大学側の雇用者ではないので，職務発明としての取扱い（特許法第35条）は適用されず，特許出願の場合に，発明者への権利の帰属がまず問題になる．しかし一般的には，大学職員と同様に大学職務発明規程に準じて，所属大学への譲渡契約を行うことが多いようである．この件に関しては，大学入学時の誓約書に予め発明譲渡の条項も入れた方がよいという議論もある．ただし，発明の譲渡は契約ですむが，成果の発表が絡む場合は，問題がより複雑になることに注意したい．
>
> 　筆者が大学の知財部で経験したなかに，企業との共同研究の一部を大学院生が担当し，問題になった事例がある．共同研究の成果が悪かったのではなく，想定以上に素晴らしい結果が出たために，企業側が喜び，特許出願後でも秘密にしたいとし，共同研究契約の事前許可規定を根拠に，学会発表も論文発表も許可しないと言い出したのである．実験を担当した大学院生は，博士論文の業績となるべき論文投稿ができないことにショックを受け，実家に帰って寝込んでしまい，指導教員は頭を抱えてしまった．相談を受けた大学知財部では，大学という教育研究機関である以上，学生の博士論文作成を優先せざるをえないと考え，企業と協議を重ねた．そして，当初の素晴らしい成果を発表延期とする代わりに，急いで論文化できるデータを取得する追加実験を行うことと，これには企業も全面的に協力するという約束をとりつけた．こうして，大急ぎで再開された追加実験では，企業の協力もあって，質的にも量的にも十分なデータを取得することができた．博士論文は完成し，投稿論文はトップジャーナルに受理されて，企業担当者も共著者として社内で評価されるというオマケまでついた．
>
> 　幸いすべて丸く収まった一件であるが，一方で，大きな教訓にもなった事例であった．

◆ 産学連携における世界の動き

アカデミア創薬を目指す動きは，近年，世界で共通している．米国では，ジョンズ・ホプキンス大学やカリフォルニア大学(UCSF)などの研究者が連携して，2012年に非営利団体であるADDC(Academic Drug Discovery Consortium)を設立した．2015年3月時点で，ADDCでは，脳神経疾患とがんを中心にして約120箇所の研究センター(Drug Discovery Center)と16社の大手製薬企業がパートナーシップを形成し，創薬関係の研究，ノウハウ，技術，連携企業，契約などの情報交換を行っている[11]．

また欧州では，欧州連合(EU)と欧州製薬団体連合会 European Federation of Pharmaceutical Industries and Associations (EFPIA)によって設立されたIMI (The Innovative Medicines Initiative)が持続的な産学連携によって創薬の研究開発を実施している．2008～2013年の5年間(IMI 1)で20億ユーロ，2014～2024年の10年間(IMI 2)で33億ユーロの資金を投入して，免疫疾患，呼吸器疾患，神経疾患などの臨床的POCを得て，臨床開発の成功率を30％以上とする目標を掲げている[12]．IMIを構成する組織は多国籍にわたるためか，感染症対策を重視していることも特色といえる．

ADDCもIMIも，オープンイノベーションによる創薬研究開発プログラムであるが，成果に関する知財マネジメントの重要性に言及しており，最初から知財管理を必須重要事項と位置づけていることも特徴である．

なお，ますます進行する創薬の困難さに対処するための，こうした各国の活動が評価される一方で，増大する開発経費を回収するために特許とデータ保護による権利や情報の囲い込みが行われることで，逆にイノベーションが阻害されるとも指摘されている．それゆえ，医薬品の研究開発は公的資金で行い，成果をオープンアクセス化して持続可能な医薬品開発システムを構築すべきという提言も発表されている[13]．

◆ 産学連携でアカデミアが目指すべきもの

産学連携でアカデミア創薬を進めるとき，アカデミアの役割分担はおのずから決まっている．治療標的分子の同定と創薬候補化合物の探索，その後，初期の医師主導治験による臨床的有用性の証明である．このあいだにある，多種の前

臨床試験，GLP（Good Laboratory Practice）基準に基づく安全性に関した非臨床試験，GMP（Good Manufacturing Practice）基準に基づく開発化合物の製造は企業側が担当するのが望ましく，またCMC（Chemistry, Manufacturing and Control, 医薬品の製造と品質管理）研究と後期の臨床試験（治験）は，やはり製造承認申請者たる製薬企業が行うべきである．

　その分，アカデミアでは革新的な新薬を生む研究に集中したい．具体的には，新薬が薬事承認を得ることができる具体的な2つの要件，すなわち，First-in-Class（新規性があり，既存治療がない疾患で，優れた第一選択治療法になる医薬品）またはBest-in-Class（優越性があり，既存治療より優れた第一選択治療法になる医薬品）の候補化合物の同定を目指すことである．たとえば，新規な作用機序〔MOA（Mode of Action，またはMechanism of Action）〕をもつ化合物は前者の候補になりうるし，既知の作用機序で最強の作用をもつ化合物は後者の候補になりうる．

　医薬品の薬効評価では，「非劣性」（すでに有効な治療薬が存在し，新薬は副作用が少ないなど既存薬よりも使用上の利点があるといった場合に，既存薬と比較して有効性において優越性はないけれども劣っていないこと）という概念を用いることもあるが，基礎研究から始まるアカデミア創薬では，「非劣性」なものではなく，「新規性」か「優越性」をもつ革新的な物質を求めていくことが期待されている．

　実際，産学連携のセミナーや意見交換の際に，研究成果の実用化を目指す製薬企業があげる連携シーズの条件として，次の3つを提唱することが多い．①創薬コンセプトが新規で（少なくとも実験的な）POCが確認できているもの，②unmet medical needs（満たされていない医療ニーズ）を的確に捉えているもの，③新薬としてFirst-in-ClassまたはBest-in-Classを期待できるものである．すなわち，①の条件は医薬開発に採択できる要件，②と③の条件は薬事承認要件そのものである．こうした連携シーズの育成は，大学においては医学部や薬学部のレギュラトリーサイエンス部門が担うものであり，最近ではその体制の整備が進んでいる．基礎研究から臨床研究への橋渡し研究拠点であるトランスレーショナル・リサーチ（translational research）機能が，臨床研究中核病院を中心に整備されているほか，PMDAと連携協定を結んだレギュラトリーサイエンス

講座をもつ大学院の数は全国19大学（2015年8月現在）に及んでいる．今後も，アカデミアのレギュラトリーサイエンス部門の整備は進むと考えられる．

> **Column**
>
> ### バーチ・バイ議員とロバート・ドール議員
>
> 　米国の国会議員の名前は，世界ではそう多くの人に知られていないと思うが，民主党バーチ・バイ上院議員と共和党ロバート・ドール上院議員の名は，世界の産学連携に携わる人のほとんどに知られている．両議員は，政府資金による研究開発から生じた特許を国に帰属させることなく，民間や大学などの発明者に帰属させることとした，1980年の改正特許法（バイ・ドール・アクト）の生みの親だからである．このバイ・ドール規定によって，大学が特許を所有して企業にライセンスすることが可能になり，技術開発が加速されるほか，ベンチャー企業が生まれるなど，米国産業は構造改革が進み，競争力を取り戻すことができた．両議員は米国では"Fathers of Technology Transfer"ともいわれているという．米国の成功を受けて，バイ・ドール規定は欧州にも広がったほか，日本では平成11年（1999年）に「産業活力再生特別措置法」に盛り込まれ，その後，平成26年（2014年）に施行された「産業競争力強化法」の第19条に引き継がれている．特許政策が強力な産業育成につながった好例といえよう．
>
> 　ところで，筆者がかつて欧米の関係者と交わした会話に次のようなものがあった．
>
> 筆者「日本では国が法律を変え，大学の知財創出と産学連携を助成しています」
> 英国のA氏「それは素晴らしい．英国も法律を変え，助成を検討しはじめました」
> ドイツのB氏「それは素晴らしい．ドイツは法律を変えましたが助成はありません」
> 米国のC氏「それは素晴らしい．米国は最初からバイ・ドール規定だけです…」
>
> 　わが国でのバイ・ドール規定の採用は，米国から遅れること約20年であるが，国による支援と助成が約10年で整備された．ただし，産学連携の実が結ぶには，体制の整備からさらに10年はかかるといわれているので，これから産学連携の大きな成果が生まれてくるであろう．

◆ ドラッグ・リポジショニング

　アカデミア創薬で世界首位に立つ米国では，2012年にNIH（National Institutes of Health）にNCATS（National Center for Advancing Translational Sciences）が設立され，非臨床と臨床のあいだの橋渡しをするための多くのプログラムが開始された[14]．そのなかで注目される，産学連携に最適なプログラムとして，既存薬の新規用途を探すドラッグ・リポジショニング（Drug Repositioning，あるいはDrug Repurposing）がある．

　ドラッグ・リポジショニングによる医薬品開発では，使用する化合物が既存の医薬品であるため，すでに承認薬として蓄積された化合物製造法，製剤，生物学的利用能，体内動態，安全性に関する情報が利用でき，初期の治験が不要となる．したがって，開発期間の短縮と研究開発コストの大幅な軽減が期待される．

　具体例としては，血管新生抑制作用によって器官形成期の胎児に対する催奇形性をもつために発売中止になったサリドマイドが，がんにおいても血管新生を抑制することから多発性骨髄腫の治療薬として承認された例や，狭心症治療薬用途の治験中に観察された勃起促進効果を適応症にしてしまったシルデナフィル（商品名　バイアグラ）の例などが代表的である[15]．またドラッグ・リポジショニングは，患者数が少ないために製薬企業では開発に取り組みにくい希少疾患に対する治療薬を開発する手法としても注目されている．

　ドラッグ・リポジショニングによって見いだされた新規な効能は2007～2011年には16種に及び，ドラッグ・リポジショニングによる研究開発を主力としているバイオベンチャー企業は，米国を中心に25社にもなった．これらのベンチャー企業は大手製薬企業と提携して開発に取り組んでいる場合も多い[4]．NIHのNCATSでは，大手製薬企業8社と，58種の薬剤について新用途を探索しているという．とくに，高額の開発費がかかるがんの分野でも，2014年の時点で7種の既存薬について抗がん薬へのリポジショニングが報告されている[16]．

　アカデミアも新規の評価系を作製すれば，既存薬や開発中止品をスクリーニングして，ドラッグ・リポジショニング研究を行うことが可能である．また，これらは創薬の有力な手法であり，とくに，既存薬を製造販売する製薬企業にとっても魅力的な手法である．ただし事業化の際には，新たな用途特許や製剤

特許を取得するという知財戦略をしっかり行うことが，まず重要である．医療機関が治療中に新規適応症を見いだした場合も，その医薬品の付加価値を高めるために（発見を発明に転換させて）特許出願を行い，製薬企業に薬事承認を取得するインセンティブを与えることが望ましい．特許が確保されていれば製薬企業は開発テーマに採用することができる．

一方，既存薬に新しい薬理作用が見つかっても，適用する患者に対しては既知の薬理作用が副作用になることもある．製薬企業が事業化に取り組む際の判断材料としては，新用途におけるリスクとベネフィットのバランス，新用途における既存治療薬との競合状況，保険収載時の薬価基準なども考慮されるのが一般的である．事業化にはこうした要件が総合的に考慮されるので，アカデミアが提案するドラッグ・リポジショニングが，すぐに製薬企業に受け入れられるほど簡単ではないことは留意しておきたい．

ただし，希少疾病医薬品（オーファンドラッグ）として開発できる場合には，競合薬の心配も少なく，また公的支援制度と10年間の再審査制度を利用すれば，事業的意義も十分に出ると思われるため，製薬企業にとって検討に値することも意識しておきたい．

4-3　アカデミアにおける薬事戦略の留意点

アカデミア創薬に関して，ある製薬企業のライセンス担当者と議論していたときのことである．その担当者は筆者に，「大学は，製薬企業がアカデミア創薬シーズを買ってくれないと言うが，私たちからみれば，それはシーズではない．製薬企業でいうシーズとは開発にあげることができるレベルのものだ」と主張された．

そうしたおり，2013年10月19日付の英国の経済誌『The Economist』に"How science goes wrong"という記事が載った[17]．その記事では，①バイオテクノロジー関連のベンチャーキャピタリストのなかには，「公開された研究の半分は再現できない」という経験則がある，②（米国大手バイオ企業である）Amgen社の昨年の調査では，がんに関する"Landmark" Study 53件のうち，再現性があった

ものは6件に過ぎなかった，③アカデミアには，見かけ倒しの実験やお粗末な分析による知見も多い，と指摘されていた．またその原因は，研究ポスト獲得の競争のために，人目を引く論文が好まれ，検証的論文は控えられるためと思われる，という考察まであった．前述の「アカデミアシーズは，製薬企業のシーズのレベルではない」とする製薬企業のライセンス担当者の言葉とも符合する内容である．

　この記事の趣旨は，「アカデミアの研究データは再現性が確実ではない」ということで，薬事戦略の視点でいえば，「品質管理と信頼性保証に問題がある」ということである．実験結果の再現性の確保に関しては，アカデミアも企業も，さらには研究開発の段階も問わず，研究の品質管理の問題であることは，とくに留意すべき点であろう．図4-4に，大学と企業における薬事戦略上のアプローチの相違点を表したが，大学研究で取得するデータは，学術的興味から生まれた研究によって得られた，論文発表と学会発表を行うためのデータであり，そもそも薬事的な観点が意識されたものではない．内容は，薬理効果と作用機序などに関する研究データが多く，しかも生物統計学的な検討が十分ではない状態で発表されることもある．アカデミアでは，どのような医薬品をつくるかという研究成果の「出口」の具体的イメージが弱いままで研究が行われていることが多いのが実態であろう．ただし，アカデミア研究者の立場からいえば，仕方の

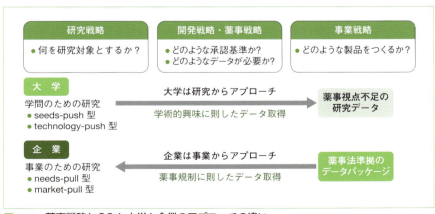

図4-4　薬事戦略からみた大学と企業のアプローチの違い

ないところもある．学術的プライオリティの確保と学術的業績のために，いち早い「新発見」の発表を優先せざるをえないからである．

医薬品の開発段階からは薬事的対応がとくに重要となってくるが，探索研究や基礎研究の多いアカデミアに対して，薬事戦略自体を最初から求めるのは，やや無理があろう．しかし，アカデミア創薬を目指すのであれば，事情が許す限り薬事戦略を考えていただきたいというのが，本書の主張である．

◆ アカデミア創薬でまず考えるべきこと

アカデミアの薬事戦略として，狙うべきは，First-in-ClassあるいはBest-in-Classの候補化合物の同定である．その場合，適応症の設定と治療対象とすべき病態の把握，さらに薬効を客観的に評価できるエンドポイントなどを具体的に考えておくことが，そのまま薬事戦略への対応になる．

創薬研究開発の実務としては，基礎的で探索的な基礎研究と，開発に移行してからの非臨床試験と臨床試験とでは，作業に大きな違いがあるが，最終的には薬事承認を得るのが目的である．それゆえ，アカデミア創薬の探索研究者でも，ひととおりの開発プロセスを理解し，どのような化合物プロファイルであれば医薬品として承認されうるか，また製薬企業へはどのようなシーズであれば導入可能かという知識は必要であろう．

こうした視点で，FDAは医薬品承認を得るまでの研究開発の基本プランともなるTPP（Target Product Profile）の作成を提唱している[18]．これは製薬企業が開発ステージに入ってから作成し，開発のGO/NO GOの意思決定を行うために用いているという．たとえば，TPPに沿ってチェックしていく事項は，承認取得を狙う適応症（病態），患者数，治療期間，投与法（投与経路），製剤形態，有効性，安全性（リスク）などであり，これらを開発の進捗に合わせて評価・確認していくのである．評価の際には，得られたデータや競合品の開発状況，対象疾患の治療環境の変化，薬事規制の変更などの状況変化に応じてこまめにTPPを修正し，開発関係者で情報共有していくのが望ましいとされている．いわば，医薬品開発におけるPDCA（Plan, Do, Check, Act）サイクルを回していく作業といってよい．

Column

大学知財部が大学発明をダメにする？

　2004年の大学の法人化に伴い，大学にも知財部門が整備され，産学連携が進めやすくなった．しかし，大学の知財管理について耳の痛い話を聞いたことがある．複数の製薬企業関係者から，「大学の知財部門が研究者の発明をダメにしているケースがある」と言われたのである．

　本来，大学知財部は研究者の発明を発掘して特許化を行い，特許技術の実用化を通じて社会に研究成果を還元する目的で設置されたものである．しかし，知財部のスタッフは，定型的な特許出願の管理や共同研究契約の手続きなどに忙殺され，しばしば，発明の深堀りや発明の価値最大化への支援などは十分にできていない．結果，学術論文原稿から様式変更をしただけのような，安直な特許出願をしてしまう．これでは，ピンポイント的な独占権はとれても排他権は弱い．さらに，大学では特許予算に限りがあることから，医薬系の基本特許は国際特許出願が原則であるにもかかわらず，高額な国際特許の維持は困難であり，結果として，重要発明のオープン化，基本特許の放棄などにつながるケースがある．くだんの企業関係者は，「大学は独力での創薬特許の出願にこだわらず，早期に企業と連携して特許は企業に任せるべき」とも言うのである．たしかに，それもひとつの方法であろう．

　一方，大学特許の技術移転機関であるTLO (technology licensing organization) も，大学特許のライセンスだけでは経営が維持できないところが多く，再編が進みつつある．このように，大学の知財サービスは踊り場にきている状況である．大学のプライオリティは確保しつつ，各種手続きは最小限とし，国益となる良質な発明の知財化と有効活用へ回帰する工夫を加えた大学の知財サービスの方策を再検討する必要があるだろう．同様の指摘は，知財専門家による成書[1]でも言及されている．

参考文献

1) 丸島儀一：知的財産戦略 技術で事業を強くするために. p.303, ダイヤモンド社, 2011.

Column

目利き，腕利き，口利き

　産学連携のコーディネートには「目利き」の能力が必須であるとよくいわれるが，これだけでは推進と実用化には至らない．「腕利き」と「口利き」も必要なのである．

　まず，「目利き」によって実用化が有望なシーズが見いだされる．つぎに，これを特許出願して，産業利用のための権利を確保するが，このときに重要なのは，ほしい権利を的確に取得できるように特許明細書を作成する「腕利き」の弁理士の協力である．企業特許に比べて実施例の少ない大学特許を，いかに「使える特許」に仕上げるかは，この「腕利き」機能にかかっているところが大きい．また，必要な協力体制を組織化してシーズを育成するのも，重要な「腕利き」機能である．最後に，企業への技術移転や連携につなげるには，マーケティング機能や「口利き」機能が重要である．「口利き」機能は，シーズ技術を求める企業にコンタクトするネットワーク能力と，技術をわかりやすく説明する能力である．

　ところで，これらの能力を身につけるには，やはりそれぞれの実務経験が必要である．企業OBの「目利き」にしても，自分が経験してきた業種や製品分野でなければ，なかなか能力を発揮できないのが実情である．実際，「米国における優れたマネージャーが育つ要件」を調べた報告[1]によれば，70％が自分の仕事経験から，20％が他者の観察やアドバイスから，10％が読書や研修から得た情報によるという．産学連携のエキスパートになるためには，やはり多くの実務経験を積むしかないということになる（この部分の解説は，松尾睦著『「経験学習」入門』[2]に詳しい）．

　一方，ある製薬企業で多くの優れた導入品を手がけたライセンス部長に，「目利き」の極意をうかがったことがある．その極意とは，「人的ネットワーク」とのことであった．たかだか一個人の知識と経験は限られているため，あれこれ尋ねられる

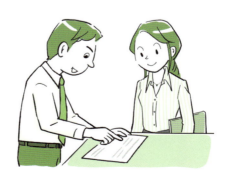

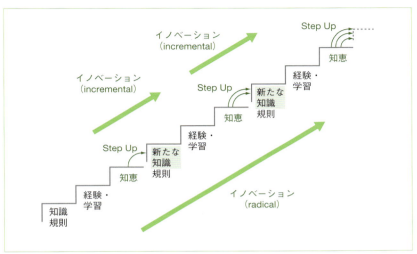

図　イノベーション進展図

人脈をもつことで，的確な判断ができたという，集団的「目利き」機能が効果的であったということであろう．

　産学連携には，もうひとつ必然的な課題がある．「産」と「学」の組織的な違いに起因する乖離である．産学連携では，研究を主とするアカデミアと事業が目的の企業が協働で実用化を行うことになるから，「異榻同夢（いとうどうむ，「同床異夢」の対義語）」を覚悟しなくてはならない．それゆえ，継続的な調整と協調で方向づけが必要である．そのステップ自体が小さな（incremental）イノベーションというべきもので，これがつながって大きな（radical）イノベーションとなる産学連携の成果が創出されると言っても過言ではない．そのステップは，知識や規則に経験を重ねて，新たな知恵を生みだし，「暗黙知 ＋ 経験値 → 実践知」というプロセスで進んでいくものと思う（図）．

参考文献

1) Lombardo MM and Eichinger RW: The Career Architect® Development Planner, 5th Edition, 2010.
2) 松尾睦：職場が生きる 人が育つ「経験学習」入門．ダイヤモンド社，2011．

◆ アカデミア創薬に求められる薬事戦略

創薬の探索研究では，医療ニーズの十分な調査に基づいて広い視野から治療標的を決め，化合物の探索を進めていくであろう．その観点から，初期の探索研究でとくに意識しておきたい薬事要件を薬事戦略としてまとめてみたのが**表4-2**である．まず，治療対象とする疾患に対して，病因を探して根本治療薬を狙うのか，あるいは対象疾患の症状や合併症を治療して症状の改善を狙うのかが重要である（薬事戦略1）．基礎研究者は前者を想定することが多いようであるが，臨床医や臨床研究者の場合は病態の改善を意識していることが多いように感じる．

表4-2 研究段階から考える薬事戦略

薬事戦略1	医療ニーズのなかの「治療薬ニーズ」を吟味し，研究対象を設定 → 基礎研究者に多い病因治療，臨床研究者に多い対症治療

【事例：がんの場合】
- 病因の治療：延命，がん組織の縮小・抑制
- 合併症治療：がん性疼痛の鎮痛
- 副作用治療：化学療法時の制吐，脱毛防止，皮膚障害治療

【事例：神経変性疾患の場合】
- 病因の治療：神経変性の抑制
- 症状の治療：認知機能・運動機能の改善，症状増悪の遅延，発作の抑制

【事例：糖尿病の場合】
- 病因の治療：血糖降下，耐糖能の改善（インスリン分泌増加，グルカゴン分泌抑制）
- 合併症治療：合併症（神経障害，腎障害，網膜症，黄斑浮腫）の改善

薬事戦略2	臨床的意義を反映したエンドポイント，客観的なエンドポイントの設定 → 同種の評価指標を採用した動物モデルの非臨床試験が望ましい

【エンドポイントの設定】
- ◎ True endpoint（真のエンドポイント）
  治療行為のアウトカムで，死亡率低下，疾患発症率低下，QOL向上，副作用低減など
- ◎ Surrogate endpoint（代理エンドポイント）
  治療上のアウトカムを合理的に予測しうる，臨床検査値，腫瘍サイズなど

【定量化と判定基準】
 有効性判定のエンドポイントとしての評価項目は，比率（発症率や死亡率，再発率），時間（生存期間や再発までの時間），数値（血圧値やコレステロール値），症状の緩和（変化）などがある．定量的評価を行い，治療効果の反映値を決める必要がある

【設定の根拠】
- 臨床試験で実施しうる妥当なエンドポイントとして選択する
- 動物試験では，臨床的エンドポイントを反映する評価系を用いることが重要である
- 同種の既存薬の臨床試験で使用されているエンドポイントも参考にする
- 既存評価系がない場合，新たな系を考案し，学会や論文で認知してもらわねばならない
- 新規指標を治験に用いる場合は，その妥当性を規制当局と相談する

たとえば，がんの領域では，抗がん薬そのものだけではなく，既存の抗がん薬は副作用が強いため（それによって治療が中断される場合もあるため），随伴症状としての副作用を軽減する治療薬も臨床上の意義が高いといえる．また，治療薬の有効性評価にはエンドポイントが必須であるため，どのような指標で臨床試験を進めることができるのかという点を考慮して，薬効・薬理評価の評価系を作製していくと，説得力が大きくなる（薬事戦略2）．

このとき，臨床試験になじみがなく，対象とする疾患の臨床試験にどのような評価項目（エンドポイント）があるかがわからないという基礎研究者は，国立保健医療科学院の臨床研究（試験）情報検索ポータルサイト[19]で対象の疾患または類縁疾患について検索し，その試験の「主要アウトカム評価」と「副次アウトカム評価」を調べるとよいであろう．また，米国NIHの治験情報サイト[20]も同様に参考にできる．

以上のとおり，アカデミアは創薬の初期ステージを担当するものではあるが，開発ステージの作業と薬事承認条件を把握し，それらを考慮した研究データの取得を行うことが，アカデミア創薬に求められる薬事戦略といってよい．

4-4　アカデミアにおける知財戦略の留意点

アカデミア特許に関して筆者には，特許の質と弱点を知る機会が何度かあった．まず，所属機関で出願した特許の明細書をチェックしていたときのこと，明細書本文中の引用文献が「非特許論文」ばかりで「特許論文」が記載されていないのに気づいた．先行する類似特許がないほどの発明かと思い，念のため，日本国特許庁と欧州特許庁のデータベースで調べてみると，なんと特許性の判断材料となる国際調査報告 International Search Report（ISR）でいえば「とくに関連がある文献」とされる（すなわち，特許性が否定される）レベルの先行特許文献が数件見つかったのである．何のことはない，出願を担当した特許事務所がきちんと先行技術調査をしていなかったのである．明細書の内容も発明者の投稿論文原稿の書式を変換しただけの，お粗末なアカデミア特許であった．

また，在籍していた大学知財部門で，2006年に大学のライフサイエンス特許

の質を問うアンケート調査を実施したことがある．調査先は企業特許と大学特許の両方を扱う特許事務所で，両者の特許を知財のプロの目からみて比較点検してもらったのである．その結果，企業特許と比べた大学特許の課題は，①実用性に乏しいこと，②請求項と実施例が少ないこと，③請求項と実施例の対応が不適切であること，④先行技術調査が不十分であること，⑤特許出願しなくともよい発明があること，などが指摘された．その一方で，企業にはない発想で生まれた面白い発明に対する期待が大きいことが共通して指摘された[21]．

その後，大学や技術移転機関 technology licensing organization（TLO）の査定特許4,454件（1998～2008年3月）と，産業界の査定特許22,014件（2003～2007年）を比較解析するという大規模調査研究でも同様の指摘があり，それをもとに大学特許を有効に管理・活用するための3つの提言がなされた[22]．その提言とは，①「実用化」を促す特許出願と権利化に合わせた戦略・体制を構築すること，②権利化のための特許明細書作成技術を向上させること，③技術移転・実用化を促進させること，であった（表4-3）．

表4-3 大学特許に対する3つの提言

提言1	特許出願・管理体制 （特許出願の目的の明確化およびそれに合致した戦略・体制の構築）

1)「実用化を促す」（第三者による事業化を促す，ライセンス収入を得る）目的を明確化
2) 特許出願・権利化の目的を明確化し，それに合わせた戦略・体制を目指すこと

提言2	特許明細書作成技術 （戦略的な権利化のための明細書の記載上の質の向上）

1) できるだけ広い権利範囲の取得を目指しつつも，実施可能要件やサポート要件を満たすよう，なるべく多くの実施形態や実施例を記載すること
2) 明細書における技術内容の説明を充実させること
3) 用語の不統一や誤記などの体裁上のミスを十分にチェックすること
4) 発明特定事項の明確化に十分な時間をかけること

提言3	技術移転・実用化推進 （技術移転・実用化を意識した権利範囲の取得）

1) 大学は，技術移転・実用化面で研究者を積極的にサポートすること
2) 研究成果の目利き・市場性検討などを行うことができる人材を確保すること
3) 弁理士は大学研究成果に対し，その発明のポイントを明確化していくこと
4) 研究者みずからも，研究成果の具体的な活用イメージを十分に想定すること

出典：三菱総合研究所：特許庁 大学知財研究推進事業研究報告書「大学における研究成果と特許の質の関係に関する報告書」，2009．

ここまでの説明のとおり，利用性の乏しい研究成果の特許と，安易に作成された特許明細書は，アカデミア特許にかなり多くみられる典型的な弱点である．創薬特許は，確実に取得すれば1件の価値が非常に高くなる可能性を秘めていることから，アカデミア特許のこうした弱点にはできるだけ対処していくべきである．つぎに，具体的な対応策を考えてみたい．

◆ 使われる"かもしれない"特許

　特許発明の三大要件といえば，「新規性（従来にはない新しいものであること）」，「進歩性（従来技術から容易に類推できないこと）」，「産業利用性（産業技術として利用できること）」であり，さらに他者に先駆けて特許庁に出願する"先願"によって，特許性が担保される．このうち，アカデミア特許の一番の弱点部分は，その技術をどのように使うかという「出口」の記述（産業利用性）である（図4-5）．特許は産業財産権であるから，産業に利用する具体的な製品や技術をイメージして創出されるべきものである．実際，企業においては，製品や技術を明確にした事業企画がまず先にあり，これを達成すべく技術戦略と知財戦略が策定され，それに必要な研究を開始するという，「出口」が明確にされたうえで必要な特許が作成されるというプロセスをとる．他方，アカデミアでは，初めに研究ありきで，そのなかで発明につながる成果が得られた場合（往々にして「発明」

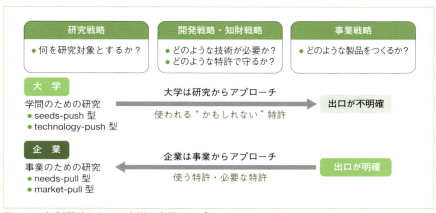

図4-5　知財戦略からみた大学と企業のアプローチの違い

ではなく「発見」が多いが），その成果を活かすべく製品や技術をイメージして特許がつくられる．その結果，特許は「使われるかもしれない特許」というかたちになってしまうことが多い．

　いいかえれば，企業は出口である事業や製品から想定して必要な研究開発を行い，それに応じて特許をつくっていくのに対して，大学は入口となる研究をもとに特許をつくるのである．このように，知財戦略からみても大学と企業にはアプローチに明確な違いがある（**図4-5**）．つまり，出口戦略に乏しいプロセスで生み出されるということが，大学特許の最大の弱点になっていると考えられる．これは事業機関ではないアカデミアゆえの本質的な弱点である．

　この解決のためには，特許明細書の作成方法にまで遡って考えてみる必要がある．ここにも，大学と企業のあいだで大きな違いがあり，やはりアカデミアの本質的な弱点といえる部分が存在する．

◆ 特許の作成プロセス

　大学では，発明が生まれると知的財産担当者が相談を受け，調整役となって，研究者と特許事務所で明細書の作成作業が行われる．アカデミアの場合は，自己技術の独占権（発明のプライオリティ）だけに意識が行き，実施例は少なく，（学術論文に求められる程度の）チャンピオン・データだけで出願されることが多い．仮に請求項を広く書いても，特許請求の範囲のサポート要件とされる実施例が少ないと，審査の過程で減縮され，非常に狭い権利範囲の特許になってしまう．権利取得に必要な実施例を適宜追加していくというのが，通常の特許明細書の作成法であるが，アカデミアの場合は学会発表や論文発表が控えていると，そちらが優先となり，追加実施例の必要性が指摘されても改めて実験を行って実施例を補充することが難しいのが実態である．しかも大学では，特許出願時点で，その研究テーマが終了しており，追加実験を行うための人員やサンプルがすでにない場合もある（余談であるが，ある弁理士は，特許出願作業における大学と企業の最大の違いは，「明細書作成時に実施例追加を提案して断られるかどうかである」と述懐したほどである）．

　またアカデミアでは，先行技術調査も簡易的または一般的な調査だけになっていることがほとんどである（特許事務所に本格的な先行技術調査を依頼する

と，調査費用が高額になることにも起因している）．こうしてアカデミアでは，十分なつくりこみが行われないまま特許出願に至ることも少なくない．

他方，企業では専門性の高い知的財産部が窓口となり，明細書の作成段階から開発部や事業部が助言することもあり，権利化を目指している請求の範囲と実施可能要件の整合性をとるには有利な環境にある．加えて，排他権を強くするための実施例の拡充を明細書の作成段階で行うことも通常の行為である．この対応の違いは，大学では研究成果をまとめて特許出願するのがひとつのゴールであるが，企業では事業化のための開発のスタートであるという意識の違いでもあると思われる．また，大学は特許の自己実施をしないが，企業は特許を事業に使う目的で申請するという立場の違いにも起因すると思われる．先行技術調査についても，企業では，他社権利侵害を回避するためのFTO（Freedom to Operate）調査またはパテントクリアランス調査とよばれる綿密な特許調査を定常的に行っている点も大きな違いである．

◆ 使える特許にするための条件

ここまでの説明のとおり，得られる特許権としては，アカデミア特許は狭い範囲の"独占"排他権となり，企業特許は広い範囲の独占"排他"権となる傾向がある（図4-6）．優れた特許とは，「広く，強い特許」であるが，アカデミア特許が企業並みの使える特許に近づく第一条件とは，できるだけ多くの周辺技術をカバーする実施例をつくって，権利を面でとる「広い特許」とすることである．ただし，新規な基本概念の発明や，応用範囲の広い基本技術を開発したのであれば，これらはそのまま「広い特許」になるので，あまり時間をかけずに早期に出願すべきと考えられる．

二つめの条件は，「強い特許」をつくるということである．「強い特許」は，十分先行技術調査によって，あらかじめ他者権利の侵害や抵触が回避されているのは当然であるが，加えて，拒絶理由や訴訟に耐えて権利化に至ることが可能な特許である．それゆえ，誤解を恐れずにいえば，「強い特許」をつくるのは特許明細書作成技術の優劣でもあり，担当する弁理士の技量によるところが大きいといえる．経験豊富な弁理士であれば，実施例と背景技術を十分に理解し，出願後に特許庁から出される拒絶理由を先読みして，それに対応できる文章と

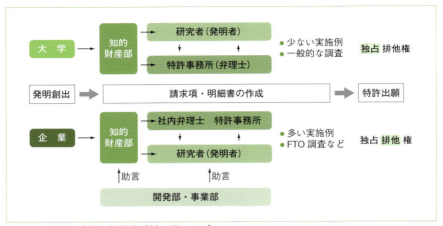

図4-6 大学と企業の特許作成法の違いのパターン
広い特許は発明の質(新規な基本的概念,応用範囲の広い技術)に依存し,強い特許は特許技術(拒絶理由や訴訟に耐えるつくりこみと応答)に依存する.

構成づくりをしてくれるであろう.「大学研究は研究内容が高度であるので,強い特許にするにはエキスパート弁理士が担当しなければならない」という言葉をベテラン弁理士自身から聞いたことがある.アカデミアから創薬関係の特許を出す場合でも,当該分野に定評のある特許事務所やエキスパート弁理士を指名して明細書を作成してもらうことが望ましい.

◆ 研究の初期から始める知財戦略

創薬の研究開発の流れからすると,基礎研究は全プロセスの前半5年程度の期間にあたる.この期間では,標的分子の探索からリード化合物の取得までの段階がカバーされ,ここで得られる発明には,標的分子やリード化合物などの「物質特許」と適応症となる「用途特許」が含まれる.これらはいわば創薬研究開発の基本特許となるきわめて重要な特許群である.取得しうる権利幅でいえば,最も広く権利が確保できる段階ともいえる.アカデミア特許を広く,かつ強い特許にするには,前述の実施例とエキスパート弁理士の対応の前に,大学知財スタッフなどの対応が重要で,スタッフが発明の「目利き」となることと,研究者が研究早期から専門的な知財コンサルティングを受けることが重要である.

表4-4 研究段階から考える知財戦略

知財戦略1	発明の発掘と特許出願戦略の設定

【発明の発掘(成果の予測と特許出願の調整)】
- 研究計画のどの段階で,どのような発見・発明が可能か?
- 研究進捗に合わせて得られる研究成果と最終的な研究成果を何とするか?

【「研究を守る」ための特許出願】
- 将来的な革新的技術であるため可及的には実施はできないが,研究継続,後続特許のために,他者による障害(他者の特許取得)を排除する

【「研究を活かす」ための特許出願】
- 学会発表／論文発表の前の出願を厳守する(出願日をかならず確保)
- 出願特許の管理(外国出願の可否,審査請求の有無など)を適切に行う
- 産学連携策(対象技術,時期,相手,役割,連携形態など)を策定し,推進する

知財戦略2	研究進捗のフォローアップと研究成果を評価する

【研究成果・アウトカムの種類の設定】
1) 現象解明・作用機序解明 (→発見のみ)
2) 疾患関連分子の同定 (→発見＋発明)
3) 生物作用評価系や解析技術の作製 (→発明)

→ 方策1:「発見」は「発明」に変換する
 (例)○○の新機序解明→ その評価系,キーファクターの制御薬の開発
→ 方策2:「産業上の利用性」を考える
 類似する先行技術と医療ニーズの調査から,適切な産業上の利用を想定

【「使える特許」の作成】
- FTO調査に準ずる先行技術調査を十分に行い,他者(他社)特許の侵害を回避する
- 特許のためのコアデータ(請求項をサポートする実施例)を十分に記載する
- 新規の基本的概念,応用範囲の広い技術は積極的に出願する(広い特許)
- エキスパート弁理士に依頼し,拒絶や訴訟に耐えるつくりこみをする(強い特許)

アカデミアで,研究の初期からとくに意識しておきたい知財要件を知財戦略としてまとめてみたのが**表4-4**である.これらは,物質特許や用途特許などの基本特許を得られる可能性が高いアカデミアの探索研究段階でも,留意しておきたい点である.

◆「研究を守る」ための特許か「研究を活かす」ための特許か

発明の発掘と特許出願戦略の策定では,まず研究計画の策定時に,いつ,どのような研究成果が期待できて,それがどのような発見と発明につながるかを想定し,また研究成果のレベルも考慮して,特許出願が妥当かどうかを計画する.つぎに,「研究を守る」ための特許出願か,「研究を活かす」ための特許出願かを区別して考えるようにする.

1)「研究を守る」特許

「研究を守る」ための特許出願とは，将来的な革新的技術であるためすぐには事業への転用はできないが，研究継続と後続の技術開発のために，他者による妨害（他者の特許取得）を排除する目的の特許出願に相当する．大学も法人として特許侵害に問われる立場となりうるから，研究機関でもある大学の使命を守る目的もある．2012年にノーベル賞を受賞した京都大学iPS細胞研究所（CiRA）の山中伸弥教授が記者会見で，「研究の自由を確保するために特許出願している」と，この趣旨を述べていたのが印象的であった．ちなみに，京大のiPS細胞技術の基本特許は，自分たちの研究を守ると同時に，京大も関与する特許管理会社によって，全世界の企業に非独占ライセンスするかたちをとり，大学の特許実施料収入にも大きく貢献しているという．

筆者には「研究を守る」ための特許出願に関して，ひとつの経験がある．大学の知財部に在籍していたころ，薬学部のある教授から「自分のアイデアが米国のベンチャー企業にとられたようだ．どうしたらよいか？」と相談を受けたのである．その教授は，特許を出願せずに学会発表に臨み，それゆえ米国の国際学会の講演では秘密事項には言及しなかったそうであるが，講演後の質疑応答のなかで新規合成のコンセプトを尋ねられ，学術的視点から解説したのだという．その後，そのコンセプトがそのまま記載された米国ベンチャー企業の特許を見つけたというのである．偶然とは考えにくい内容で，出願時期も学会発表後すぐになっているというので，アイデアが盗まれたようであった．しかし，盗用の証拠がないと説明し，今後は発表前の特許出願を徹底するということで，諦めていただかざるをえなかった．学会で発表内容に注意を払うのは，特許出願後であっても当然であるが，質疑応答でも注意が必要なようである．

2)「研究を活かす」特許

「研究を活かす」ための特許出願は，いうまでもなく，産学連携や企業へのライセンス，さらにはベンチャー企業の起業などで，発明した技術の実用化を目指すための特許出願である．研究が進展して成果が出てきたら，得られた成果を適切にとりまとめて，「使える特許」を作成し，特許出願することが重要である．出願は，かならず学会発表や論文発表の前に行わなければならない．企業では

発明の実用化までは決して研究成果を公表しないが，アカデミアでは論文発表と学会発表が使命のひとつになっているため，発明の公開時期をかならず事前に検討しておく必要がある．

◆ 特許出願時に気をつけるべきこと

1）発明公開後の救済規定

　出願前に学会などで発表され，公知となった発明・技術は特許にできなくなる．しかし，わが国の特許法では，特定の条件のもとで発明を公開したのちに特許出願した場合には，先の公開によってその発明の新規性が喪失しないものとして取り扱う規定，すなわち「発明の新規性喪失の例外」規定（特許法第30条）が設けられており，①発明の公開日から6カ月以内に特許出願すること，②出願時に特許法第30条第2項の規定の適用を受けようとする旨を記載した書面を提出すること，③出願の日から30日以内に公開の事実などを記した「証明する書面」を提出することが，新規性の喪失から救済される手続き要件となっている[23]．

　また，米国特許法にも「グレースピリオド内（有効出願日前の1年以内）の発明者などによる開示は先行技術とはならない」〔米国特許法102条(b)(2)〕という趣旨で，公表後の発明を新規性の喪失から救済できる規定がある．すなわち日本と米国では，学会で発表した発明でも，それぞれ6カ月以内と1年以内に手続きすれば特許出願が有効になるという規定である．ただし，欧州にはこうした規定はなく，創薬関連特許が日米欧を含む国際特許であることを前提にしたときには，出願前の発明公開は大きな価値損失につながることになる．したがって，このような救済措置で出願した特許を製薬企業は避ける傾向があり，ライセンスするには困難を伴うので，アカデミア研究では十分に注意していただきたい．

2）米国仮出願制度

　もうひとつ，企業は通常行わないが，アカデミアではときどき使われる手法が米国仮出願である．米国仮出願制度〔Provisional Patent Application，米国特許法第111条(b)〕は，1年以内に正規出願（本出願）がなされることを前提に，明細書の様式が任意で，特許請求の範囲が不要といった簡易かつ安価な仮の手続きにより，早期に出願日を確保できるのが特徴である．投稿した英語論文を添付

するだけという簡易な手続きで安価に出願日を確保できるということで，研究者には利用しやすいが，論文内容を根拠にされ，十分な発明の醸成に至らないという欠点もあり，注意しなくてはならない．具体的には，英語論文原稿だけを仮出願しても，後日の正規出願(米国以外の国における正規出願も含めて)において仮出願に基づく優先権が認められるのは，論文原稿に記載した実験についてだけであり，後日の正規出願で実験結果の概念を拡張した特許権の適用範囲を請求しても，仮出願に基づく優先権は認められない．たとえば，論文原稿にはマウスを用いた実験の記載しかなかった場合，後日の正規出願でヒトを包含する「哺乳動物」についてクレームした場合には，仮出願に基づく優先権は効かない．したがって，たとえ仮出願であっても，通常の特許出願と同様な特許請求の範囲，およびその説明を記載しておくことが重要である．

米国仮出願制度はもともと，米国には国内優先権制度がないため，国外からパリ条約による優先権を主張して米国に出願した場合の権利存続期間が優先日から最長21年であるのに対し，米国内からの直接出願時には権利存続期間が最長でも20年にしかならないという不均衡を解消するために導入された制度である．わが国では，特許庁へ日本語で出願して国内優先権制度を使えば同じことであるため，あえて米国へ仮出願するのは，英語論文投稿時の緊急避難的措置と考えるべきとされている[24]．

3) 外国出願許可制度

大学では海外の研究者と国際共同研究を行うことが多い．このとき，海外居住者や外国籍の研究者が発明者となって他国に出願をするには，許可を受けなければならないという外国出願許可制度(Foreign filling license)がある[25]．国防上の理由から各国で設けられた制度で，日本にはない制度である．たとえば，米国内でなされた発明は米国を第一出願国にしなくてはならず，そのほか，英国，ドイツ，フランス，中国，韓国，シンガポール，ニュージーランドなどが外国出願許可を制度化している．

発明者の認定は，特許出願を行う各国ごとに判断されるので，日本の研究者が国際共同研究を行って特許出願する際は，発明がなされた各国の国内法に十分留意する必要がある．国際共同研究であっても，主たる発明は日本で行うよ

うに研究計画を策定しておく方が無難である．

4-5　アカデミア創薬と産学連携マネジメント

　産学連携では，活動が広範囲になるほど，また長期になるほど，マネジメントが重要となる．研究シーズの実用化という共通の目的であっても，大学と企業では組織の目的が異なり，産学連携が進むにつれて乖離が出てくることもよくある．それをうまくマネジメントすることが非常に重要である．それらは，仕組みとしては，魅力あるビジョンをもつ連携プログラムの設計と，知財・契約手続き，非臨床・臨床対応窓口などが必要で，同時に，それを運用・遂行する専門性のある人材の配置が重要である．

◆ 産学連携マネジメントの理想形を求めて

　やや古い話になるが，筆者は2006年にドイツ・マックスプランク研究所のTLOであるマックスプランク・イノベーション Max Planck Innovation（MPI）[26]に産学連携の手法を学びに行ったことがある．MPIは年間100件程度の特許を出願し，ライセンス率が50％以上と非常に高く，三次元MRIソフト特許の世界ライセンスで累計1,200億円の収入を得るほか，90社の起業を支援するなどして，年間10～20億円規模の収益を継続して計上する世界トップレベルのTLOである．そこで聞いた話は個別研究機関の技術移転活動の理想形ともいえるものだった．

　技術移転活動に必要なことは，まず，①選び抜かれた発明を特許出願する（研究者50～100人に1件の割合．なお，日本の研究基幹大学では研究者10人に1件程度の割合である），②研究初期からシーズをフォローし，基礎出願後の優先権期間内に実施例を補充して出願特許の強化を行う，③コア技術は非独占的実施権で世界に広くライセンスする，④創薬シーズは独占的実施権による高実施料化を狙う，などである．しかし，これらは産学連携策としては特段に目新しいことではなく，実際にMPIが素晴らしい業績を出している鍵は，これらを高いレベルで遂行する人材の優秀さに負うところが大きいことがわかってきた．

特許のもととなる発明を生むマックスプランク研究所は，ノーベル賞受賞者を18名（2014年現在）輩出しているという実績のとおり，世界最高レベルの研究水準を誇る．また，研究成果を育成・活用するMPIのスタッフはアカデミアと企業で腕を磨いてきた実務エキスパートぞろいであった（優秀な人材を確保するために，報酬もアカデミアレベルを超えるという）．そして，定型的な知財手続きや法務は提携事務所に任せ，MPIスタッフはシーズ育成と成果の出口展開に注力するという．

こうしたレベルの差をみると，日本のアカデミアにそのままでは適用できない部分も多い．しかし，「産学連携コーディネートはPersonal Businessである」（つまり，有能なコーディネーターの確保が重要）と「技術移転の秘訣はライフル射撃の照準のように最適な相手を標的に定めること」（つまり，広いネットワークからの最適な導出先の選定が重要）という彼らのポリシーはわが国の産学連携活動でも成功を導く活動方針と思われる．

◆ 日本の産学官連携の取り組み

わが国でも，産学官連携人材の育成は進められている．2014年には82大学・機関の約250名に及ぶコーディネート関係者から，産学官連携活動に携わる必要なスキルに関する情報を収集した[27]．

その結果をベースにして，筆者が医療系連携分野に必要なスキルを加味してまとめたのが，表4-5である．医療分野では，基礎と臨床の分担を明確化することと，研究倫理とCOI（Conflict of Interest，利益相反）の管理が他分野の産学連携に比べてとくに重要で，契約では特許ライセンスのみならずリサーチツールのMTA（p.96参照）の管理も重要である．また，研究費も他の分野に比べて高額となるケースが多く，その資金調達も重要なスキルである．

産学連携コーディネート機能は，オープンイノベーションで自由度が上がると，状況に合わせた調整や柔軟な運用が必要になってくることから，さらに高度になってくると考えられる．実際，欧州の国際的産学官連携創薬プログラムであるIMI[12]では，「教育訓練」と「知的財産」をプログラム運営の重要事項として位置づけて，研究開発実務と一体化してコーディネーターのスキルアップと成果の知財管理をプログラム化しているのが特徴的である．

表 4-5 産学官連携に必要なコーディネート・スキル

産学官連携コーディネート・スキル	管理者	実務者	医療分野
研究シーズ探索・評価・育成	◎◎	◎◎	◎
知的財産権利化・マネジメント	◎	○	◎
企業ニーズ探索・分析	○	○	◎ (医療ニーズを把握)
研究シーズ紹介・ライセンス	◎	○	◎
研究成果有体物取扱い(MTA)	△	△	◎ (材料提供が多い)
共同研究・受託研究手続き・契約	◎◎	○	◎
研究開発資金調達	○	○	○
ネットワーク構築(人・組織)	◎	◎◎	◎
コミュニケーション能力	◎◎	◎◎	◎◎
プロジェクト構築・マネジメント	△	△	◎◎ (基礎と臨床の分担)
法令遵守・リスク管理	△	△	◎◎ (倫理とCOIも含む)
連携全体の俯瞰力・構想力	○	○	○

◎◎:とくに重要,◎:重要,○:必要,△:あれば好ましい
出典:科学技術振興機構:「産学官連携活動に携わるコーディネート人材に必要なスキルに関する調査の分析」報告書,2014.

1) 先進的な産学連携プログラムの実例

　開発につながる研究機能と知財管理を取り込んだ斬新な産学連携プログラムを,わが国では京都大学が先駆的に進めている.京都大学は,日本の製薬企業が2008～2014年にかけて行った産学連携のプレスリリース12件のうちの4件に登場し[4],わが国で最も多くの創薬の産学連携研究を実施しているアカデミアである.組織的な産学連携の構想を2010年から進めており,2012年から始められたメディカルイノベーション・プロジェクト[28]は,製薬企業(2015年現在4社)の研究者と大学研究者がオープンラボで,がん,統合失調症,アルツハイマー病,慢性腎臓病など,それぞれの疾患領域で5～10年間にわたって創薬の協働研究に取り組むプログラムである.研究費は企業負担であるが,大学側は実験動物,ゲノム解析,臨床研究・試験の実施などの機能を提供する.学術成果は大学側が,産業的成果は企業側が中心になって管理し,研究成果は共有を原則とするが,

持ち分の譲渡または独占的通常実施権の許諾などに関してはあらかじめ契約に盛り込むことができるという．大学側は研究費を確保しつつ，煩雑な知財関連作業と膨大な特許費用負担を企業に任せることができ，一方，製薬企業にすれば，動物試験からFirst-in-Human試験によるPOCの取得までのルートが準備されていることから，開発の初期ステージまではきわめて効率よく進めることができるであろう．従来型の大学研究シーズのライセンスを前提とした手法に比べて，はるかに双方に利点がある巧みな仕組みと思われる．この連携方式は，ファンディング部分は異なるが，仕組みとしては米国NIHのNCATSや欧州のIMIとよく似た形態の創薬オープンイノベーションである．

また，京都大学iPS細胞研究所(CiRA)は2015年に武田薬品工業株式会社とiPS細胞技術の臨床応用に向けた共同研究の実施を発表した[29]．これは企業側が研究設備ならびに，10年間で200億円以上の研究費と120億円以上に相当する研究支援機能を提供し，大学からは50人程度が研究に従事してCiRAが主導するプログラムを協働で実施するという．疾患領域は，心不全，糖尿病，精神神経疾患，がん免疫療法など，10件程度のプロジェクトを目標にしている．この提携の特徴は，再生医療関係というテーマのユニーク性のみならず，企業側にオープンラボを設置し，企業の研究開発機能を大学側が活用できる点にある．

2) 産学連携プログラムが担うべきもの

アカデミア側にラボをおくか，企業側にラボをおくかにかかわらず，オープンイノベーションによる産学連携の推進は，産学両者の強みをうまく組み合わせて実施する産学連携マネジメントに依存しており，そこには相互の信頼と事前のフレームワークの合意，運営のための柔軟な契約協議が前提となるであろう．機関としての最終的な決済と契約は大学本部や企業本社が行うにしても，一定の規模以上で産学連携プロジェクトを行う場合には，プロジェクト事務局内に産学で構成する運営委員会を設置して現場レベルでの意志決定機能をもたせ，機動的な運営を行う方がよいと思われる．また，定常的に判断と手続きが必要となる，知財・法務，研究倫理・COI，薬事の3分野の担当者もプロジェクト内に配置することをすすめたい．こうしたアドミニストレーション機能が並行して動いていれば研究者は研究に専念できるし，マネジメント面では特許出願

表 4-6　Win-Win に進めるアカデミア創薬の産学連携マネジメント

実施体制
- 産と学で，フェアな付き合いができる研究者で構成
- 方針確認・意思決定ができるプロジェクト事務局，運営委員会を設置
- 知財・法務，研究倫理・COI，薬事の研究支援機能を設置
- 「目利き」(判断力)・「腕利き」(専門技術)・「口利き」(ネットワーク)が必要

運営方針
- 実施機能の拡充と役割分担の明確化
  1) アカデミアは，基礎研究・応用研究，医療情報収集，技術評価
  2) 企業は，技術開発，知財管理，薬事対応，想定市場調査
  3) 論文を書く大学研究者と特許を書ける企業研究者の協働 (逆は不可)
- スケジュール管理 (特許出願と論文発表を含む) と PDCA サイクル管理
- 産と学で異なる価値観と行動原理を認識
  (目的は同じだが想い描く道すじが異なり，進むほどに乖離する場合あり)
- 「個別シーズ+個別人材+個別事情」の多様性ゆえ，絶対成功の黄金則はなし
- 「実用化」と「事業化」を区別 (狙うのは後者)
- 開発のビジョンと目標を組織で共有し，実務は個人の裁量で機動的に
- 産と学に対する調整とナビゲートが連携の持続的推進の鍵

や諸手続きのタイムリーな管理ができる．これによって，事務処理機能はもちろん，知財戦略と薬事戦略を連結したかたちでプロジェクトの推進ができるであろう．

表 4-6 には，筆者の経験も含めて，アカデミア創薬の産学連携マネジメントに重要な要素をまとめた．これらの認識を産学連携プロジェクトで共有していけば，効率よく連携を進めることができると信じるものである．

参考文献

1) 玉田俊平太：産学連携イノベーション―日本特許データによる実証分析，関西学院大学出版会，2010.
2) 独立行政法人 科学技術振興機構：産学官連携データ集 2013〜2015, 2014-2015.
3) Kneller R：Nat Rev Drug Discov, 9：867-882, 2010.
4) 医薬産業政策研究所：製薬産業を取り巻く現状と課題〜よりよい医薬品を世界へ届けるために〜「第一部：イノベーションと新薬創出」，産業レポート No.5, 2014.
http://www.jpma.or.jp/opir/sangyo/201412_1.pdf (2015 年 9 月現在)
5) 古賀祐司：低分子医薬品とバイオ医薬品の研究開発状況．政策研ニュース，No.44, p.21-24, 2015.
6) Stevens AJ, et al.：N Engl J Med, 364：535-541, 2011.
7) 医学系大学産学連携ネットワーク協議会 (medU-net)：http://www.medu-net.jp/ (2015 年 9 月現在)

8) 内海潤 ほか：アカデミア創薬創生のための医系大学向けレギュラトリーサイエンス(第2報), 第5回レギュラトリーサイエンス学会学術大会, 2015.
9) ヒューマンサイエンス振興財団：平成26年度国内基盤技術調査報告書「60疾患の医療ニーズ調査と新たな医療ニーズ」, 2015.
http://www.jhsf.or.jp/paper/report/report_201401.pdf (2015年9月現在)
10) Paul SM, et al.：Nat Rev Drug Discov, 9：203-214, 2010.
11) Academic Drug Discovery Consortium：http://addconsortium.org/ (2015年9月現在)
12) The Innovative Medicines Initiative：http://www.imi.europa.eu/ (2015年9月現在)
13) Moors EH, et al.：Drug Discov Today, 19：1711-1720, 2014.
14) National Institutes of Health (NIH) National Center for Advancing Translational Sciences (NCATS)：
https://ncats.nih.gov/index.php (2015年9月現在)
15) 辰巳邦彦：ドラッグ・リポジショニングと希少疾患イノベーション, 政策研ニュース, No.35, p.1-9, 2012.
16) Shim JS and Liu JO：Int J Biol Sci, 10：654-663, 2014.
17) Problems with scientific research "How science goes wrong", The Economist 2013-10-19.
18) U.S. Department of Health and Human Services Food and Drug Administration Center for Drug Evaluation and Research (CDER) Guidance for Industry and Review Staff：Target Product Profile ─ A Strategic Development Process Tool, Draft Guidance, 2007.
http://www.fda.gov/downloads/drugs/guidancecomplianceregulatoryinformation/guidances/ucm080593.pdf (2015年9月現在)
19) 国立保健医療科学院臨床研究(試験)情報検索ポータルサイト：http://rctportal.niph.go.jp/ (2015年9月現在)
20) Clinical Trials gov.：https://clinicaltrials.gov/ (2015年9月現在)
21) 北海道大学知的財産本部：大学における知的財産権研究プロジェクト「効率的な産学連携推進のための大学シーズと企業ニーズのマッチング手法の開発」, 2007.
https://www.jpo.go.jp/sesaku/pdf/daigaku_shien/hokudai_00.pdf (2015年9月現在)
22) 三菱総合研究所：平成20年度特許庁大学知財研究推進事業「大学における研究成果と特許の質の関係に関する研究報告書」, 2009.
https://www.jpo.go.jp/sesaku/pdf/daigaku_shien/mitubishi.pdf (2015年9月現在)
23) 特許庁：発明の新規性喪失の例外規定の適用を受けるための手続について
https://www.jpo.go.jp/shiryou/kijun/kijun2/hatumei_reigai.htm (2015年9月現在)
24) 特許庁：大学・研究者等にも容易な出願手続について
http://www.jpo.go.jp/shiryou/s_sonota/easy_syutugan.htm (2015年9月現在)
25) 財団法人 知的財産研究所：平成19年度特許庁産業財産権制度問題調査研究報告書「国際共同研究における共同発明者・発明地の認定等に関する調査研究報告書」, 2008.
https://www.jpo.go.jp/shiryou/toushin/chousa/pdf/zaisanken/1906kokusaikyoudou_all.pdf (2015年9月現在)
26) Max Planck Innovation：http://www.mpg.de/913507/Max-Planck-Innovation (2015年9月現在)
27) 科学技術振興機構：「産学官連携活動に携わるコーディネート人材に必要なスキルに関する調査の分析」報告書, 2014.
https://sangakukan.jp/center_contents/information/detail20.html (2015年9月現在)
28) 京都大学大学院医学研究科メディカルイノベーションセンター：http://www.mic.med.kyoto-u.ac.jp/index.php (2015年9月現在)
29) 京都大学iPS細胞研究所(CiRA)：ニュース「CiRAと武田薬品のiPS細胞研究に関する10年間の共同研究契約締結について」
https://www.cira.kyoto-u.ac.jp/j/pressrelease/news/150417-101740.html (2015年9月現在)

Column

「教える能力」と「教わる能力」

　2004年の国立大学の法人化にあわせて，知財部を整備していた時期には，多くの企業OBが大学に移籍した．仕事は，研究者への知財教育，研究成果の特許出願，技術移転，共同研究の手続き業務である．かくいう筆者も企業から大学に転籍し，知財部長として勤務した経験がある．

　この仕事をしていて気づいたのが，「教える能力」と「教わる能力」の違いである．個人差は大きいが，理系の大学教員に知財制度の仕組みと手続きをお伝えしても，なかなか理解してもらえない．「発見」と「発明」の区別があいまいだったり，特許出願前に学会発表をしてしまったりなど，同じ不備が何度もくりかえされるのである．「大学教授という知識人であるはずの人たちが，いったいどうしたことか？」そう悩むうちに大学教員の一般的特質がわかってきた．

　第一に，特許に関心があっても，制度や手続きには関心がない．理系の思考回路に制度や規則の情報は入りにくいとも明言される．よって，手続きの不備が出てくる．つぎに，自分の専門外の事項を「教わる能力」の問題．大学研究者は，つねに自分の頭で考えて新しい作業仮説を立て，これを検証していく．同時に教育者として学生に多くの知識を伝授する．すなわち，自分の専門研究を深めて，人に教える仕事である．知識と思考の回路は優れており，こちらの知識が足りないと「君は勉強不足ですね」とおっしゃるが，自分の専門外で，理解が不足していることを自覚したとき，または指摘されたときは「君の説明が悪いですね」という感じである．

　「うーん，これでは"教える能力"は高くても，"教わる能力"は低いということではないか．これは大学教授の職業病かもしれない…」．

　この仮説を，機会があるごとに大学教授たちにぶつけてみると，多くの教授たちは「そうだ，そうだ」と同意されるのである．それならばと，大学知財部の活動を変えてみた．教授たちには研究に専念してもらい，成果が出れば，とにかく知財部へ連絡して知財管理に対するアドバイスを受けていただくのである．結果，この分業体制に切り替えてからは，特許出願にかかわるトラブルは減り，知財部スタッフの負担も大きく軽減された．

　大学を取り巻く環境は大きく変わり，新しい知識と知恵が必要になってきている．"教える能力"に長けた大学教員たちも，"教わる能力"をもう一度磨けば，知的武装力がさらに強化されるであろう．

Column

薬事に関する大学研究者の3つのFAQ

Q1: 創薬の基礎研究をしていますが,実用化のために薬事関係でとるべきデータが多岐にわたり,また学内には専門家がいないため,どのように創薬研究を進めてよいかわかりません.

A1: 創薬研究の分野は広いので,医薬成分,品質・規格,適応症,薬効・薬理,安全性,非臨床試験,臨床試験,開発計画というように分野を設定すると,アカデミアでカバーできるのは,医薬成分,適応症,薬効・薬理の分野の一部のみでしょう.品質・規格試験はGMP (Good Manufacturing Practice),非臨床の安全性試験はGLP (Good Laboratory Practice),臨床試験はGCP (Good Clinical Practice)の基準で行う必要がありますので,専門的な対応が必要になります.まず,医薬品となるべき化合物の成分について,試験的に高純度品を作製してモノをきちんと決め,つぎに,適応症とする疾患の治療標的分子を明確にし,医薬成分の薬効と作用機序を動物モデルの試験で解明し,実験的POC (Proof of Concept)を得るところまでを目標とします.治療標的分子か作用機序が新規であれば,"First-in-Class"の医薬品を目指すことができます.この部分までが基礎研究の守備範囲と考えてよいでしょう.

Q2: 既存薬で新しい薬効を見いだしたので,ドラッグ・リポジショニングで創薬を目指したいと考えています.どのように開発すればよいでしょうか?

A2: 標準的な方法はありませんが,まず新規適応症の特許出願をしておくべきでしょう.つぎに,その既存薬を製造販売している製薬企業と開発の相談をすることをおすすめします.治験の場合には,治験薬の提供を受け,また最新の安全性情報の提供を受ける必要があるからで,企業にその部分で協力してもらうことが望ましいからです.自前で治験薬を製造・調達する方法もありますが,GMP基準の製造が必要ですから,費用も手続きもかなり大変です.

治験薬の調達ができれば,治験は医師主導治験または企業治験で実施することができます.ただし,ドラッグ・リポジショニングは開発費用と開発期間が圧縮できるため非常に有効な創薬手法ですが,製薬企業は市場性や対象疾患を考慮のうえ,事業上のメリットがあるかどうかを判断するので,かならず協力してもらえ

るとは限りません．既存薬をリード化合物と見立てて，第二世代の新薬を目指すことを考慮してもよいでしょう．その場合にも，第二世代新薬の共同研究を当該既存薬メーカーに提案してみてはいかがでしょうか．

Q3： 臨床医ですが，新薬候補を見いだしました．医師主導治験を行いたいのですが，どのように進めていけばよいのでしょうか？

A3： まずは，臨床医の視点から，狙う治療法の臨床的意義を十分に吟味してみてください．医師主導治験と企業治験の相違点は治験実施者が異なることですが，それ以外の治験作業は原則として共通です．GMP基準で製造された治験薬を使用し，GCP基準で規定された試験計画で治験を実施することです．規模にもよりますが，費用は数億円以上かかると見込まれます．また，治験実施体制の構築，治験薬概要書，治験実施計画書，患者同意文書，症例報告書などの文書作成，院内倫理委員会への申請，規制当局への届出などの手続きが必要です．あわせて，大学病院の臨床試験部門やトランスレーショナル・リサーチ部門の支援が必須です．また，独立行政法人 医薬品医療機器総合機構（PMDA）の薬事戦略相談制度は丁寧に助言してくれますので，ぜひ利用することをおすすめします．なお，医師主導治験を終えて結果が良好であった場合，薬事承認の準備は医薬品の製造販売を行う製薬企業が進めるので，少なくとも最終試験は企業治験に切り替えて行うのがよい方法と思われます．薬事承認申請と製造販売を行ってくれる製薬企業を早めに見いだして，相談をしておくべきでしょう．

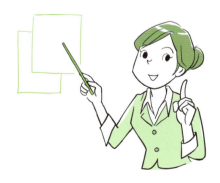

Column

知財に関する大学研究者の3つのFAQ

Q1: 研究の出口を明確化するということは理解できましたが,自分の研究がどこまで実際に役立つかがわかりません.特許も1件出願し,企業に紹介しましたが,関心をもってくれません.

A1: 事業経験のないアカデミアの研究者に具体的な産業上の出口を求めるには限界があると思います.そのため,まずは企業から教えてもらうことを試してはいかがでしょうか.ライセンスを断った企業に,どの部分が足りなかったかを聞く,また学会で自分の研究に関心をもった企業があれば,企業ならどんな出口を考え,その出口に至るために必要な技術はどのようなもので,具体的な実験データは何があればよいかを聞いてみるのです.大学研究者が聞けば,企業は丁寧に教えてくれるものです.

もうひとつの方法は,研究者自身で企業特許を調べてみることです.PubMedの文献検索と同じようなもので,特許庁データベース(J-PlatPat)のテキスト検索があります.そこで自分の研究対象事項をキーワードで入力し,企業が出願人になっている特許公報をピックアップします.特許明細書の「産業上の利用可能性」に具体的にどう記載されているかを調べると,産業上の具体的な出口がイメージできます.またこの方法は,大学院生の研究テーマ探しに苦労している大学の先生が,実用化のための研究シーズを探すのにも適用できる方法と思われます.思いがけない出口に展開できるヒントが得られる可能性もあります.

Q2: 最初に出す特許の請求の範囲を広くするということは理解できました.その一方で,最初に広い範囲を書きすぎると前の特許が先行技術となってしまい,後の特許が出せなくなることもわかりました.どのように考えればよいのでしょうか?

A2: これは難しい問題で,企業でもいつも上手くできているようではありませんが,ポートフォリオの考えかたが参考になるでしょう.まず研究のゴールを考えていただき,研究ゴールの時点までで予想される権利幅を想定します.つぎに,そのゴールに至るプロセスで取得するデータを想定し,そのデータが一定量まとまったときに特許を出願するとして,そこで狙う権利(請求の範囲)を決め,研究ゴールの時点までで想定される権利幅を複数の特許によってすべてカバーすると

いう手法です．たとえば，研究のゴールまでに3つのチェックポイントがあれば，そのポイントごとにデータを集積して，順次，特許出願していきます．このとき，あとに出願する予定の技術を安易に前の特許に記載しないことがポイントです．チェックポイントの成果を大学では論文発表にも使用するでしょうから，特許出願を先にして，つぎに論文発表をするという，研究発表のタイミングの管理にも使える手法です．弁理士に相談される場合は，なるべく事業経験のある企業出身の弁理士に依頼することが望まれます．

Q3： 大学から特許出願をしてもらいましたが，担当者にライセンス先が見つからないので審査請求しないと言われました．特許を放棄するということで，納得できません．

A3： 企業は自分で使うために特許を出願しますが，それでも約半数近くは使われずに休眠するか，放棄されるという統計があります．使わずに保有していると不良資産になってしまいますから．事業を自己実施しない大学の場合は，企業に技術移転が可能な発明しか特許化できません．大学特許のライセンス率は30％程度ともいわれますが，共同研究などの産学連携時の技術共有という意味合いもあり，そのまま使われる確率はさらに低いと考えられます．こうした実態を知っておくとよいでしょう．今後も特許出願された研究を継続するのであれば，企業がライセンスを断る理由も聞いて，研究成果がどのような社会ニーズ（産業ニーズ）に適用できるかを再検討してはいかがでしょうか．こうして研究の「出口」を明確化すれば，ライセンスが可能な特許を出願できるようになっていきます．

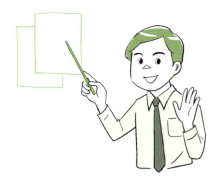

第5章 創薬成功事例に学ぶ薬事戦略と知財戦略

　実際の創薬の成功事例では，薬事戦略と知財戦略はどのように構築され，実行されたのであろうか．本当にヒトで効くかどうかは最後の試験までわからないという医薬品の研究開発で，実際の成功例ではどのような薬事戦略で非臨床試験と臨床試験が実施され，また，どのような知財戦略で特許がいつ出願されていたのかを知ることは，これからの開発方針に活かすうえでも，たいへん興味深い．

　本章では，日本で開発され，First-in-Classとなった新薬のケーススタディから，創薬の研究開発における具体的な薬事戦略と知財戦略と，それらの連結性を調べてみよう．

5-1 薬事戦略と知財戦略の連結性の解析法

　実際の創薬の成功事例から，薬事戦略と知財戦略を探ってみるには，その材料となる情報を調査・収集し，解析してみるとよい．成功した事例では，結果的に薬事戦略と知財戦略の連結が達成されているはずである．本章では，これらの具体的な調査法も紹介したい．

　薬事関係の情報は承認審査情報や各種文献から，また知財関係の情報はおもに特許庁のデータベースから探ることができる．これらの情報は，いずれも公開情報から得られるので，自分の狙う疾患領域の創薬例をいくつか調べてみると，その疾患領域に合った効率的な開発計画の内容をイメージすることができる．実際の薬事情報と知財情報を分析して，薬事戦略と知財戦略の連結性まで理解できれば，自身の創薬研究においてもグランドデザインに薬事戦略と知財戦略を当てはめて，戦略的な計画を描くことが可能になってくるであろう．

　なお，先にお断りしておくが，本章で説明する新薬の研究開発プロセスと戦略の解析例は，いずれも研究企画から薬事承認までを追跡できる品目を対象としたため，全プロセスを俯瞰し，遡ると，研究開始時点は現在よりも20年以上前になってしまうことをご理解いただきたい．ただし，その当時の研究開発の環境は現在とは多少異なっていても，医療ニーズのとらえかたや臨床試験実施の手法は基本的には変わらない．

◆ 薬事戦略情報の調査法

　薬事戦略の情報調査とは，医薬品がどのように研究開発され，どのように有効性と安全性を評価して承認されたかを実例から調べることである．公式の承認審査情報が中心となるので，まず，対象とする医薬品の有効成分と適応症を知るために，医薬品医療機器総合機構（PMDA）の承認医薬品データベースを調べるとよい．同種の基本情報は，製薬メーカーの医療関係者向けの製品情報提供サイトからも入手することができる．

1) 添付文書とインタビューフォーム

　PMDAのウェブサイト[1]のトップページにある「⚠安全性情報・回収情報・

添付文書等（医薬品・医療機器等の情報を調べる）」にアクセスすると、「医療用医薬品の情報」の検索ページ[2]に入ることができる。ここで「くすりの名称」（販売名または一般名）を入力すると、医薬品の一般名と販売名一覧が表示される。このとき、複数の販売名が表示される場合は、オリジネーター（起源となる開発企業）の製品名を選ぶとよい。

　一般名をクリックすると、当該医薬品の添付文書やインタビューフォーム（当該医薬品の網羅的な解説書）のPDFファイルのほか、DSU（Drug Safety Update、医薬品安全対策情報、医薬品を使ううえでの新たな注意事項について、製薬業界が取りまとめた情報）や厚生労働省が発行する「医薬品・医療機器等安全性情報」が閲覧またはダウンロードできる（ここで表示される文書のメニューは医薬品検索ウインドウの「製品一覧で表示する文書を選ぶ」から選択することができる）。

　有効成分や適応症（「効能又は効果」と表示される）は添付文書にも記載されているが、インタビューフォームはさらに詳しく、しかも開発の経緯も記載されているので、医薬品の研究開発の全体像を知るためには最適である。添付文書もインタビューフォームも、随時、最新情報に改訂されるため、最新情報を入手するように留意する。

　また、特許情報を調べる際の手がかりとなる化合物名に関しては、研究開発初期の低分子化合物では一般名が決まっていないことがある。そのときは、化学名（IUPAC命名法による）から物質を特定する必要があるが、化学名が記載されているのは、インタビューフォームである。後述する特許検索の場合、調べようとする医薬品名は一般名よりは化学名で記載されていることが多いので、インタビューフォームで化学名を一度確認しておくとよい。

2）審査報告書

　薬事戦略は、インタビューフォームに記載された、開発の経緯、有効成分、製剤、適応症（効能・効果、用法・用量、臨床成績）、薬効薬理、薬物動態、安全性、非臨床試験成績（薬理、毒性）などから読み取ることができる。しかし、最高の参考資料は、PMDAの「審査報告書」である。審査報告書は、添付文書やインタビューフォームと同様に、PMDAのウェブサイトの「⚠安全性情報・回収

情報・添付文書等(医薬品・医療機器等の情報を調べる)」ページ内の「医療用医薬品の情報」項目にある「検索」から検索できる(2015年9月現在). ここで承認医薬品名を入力して審査報告書を閲覧することができる.

　医療用医薬品の審査報告書は，研究論文の内容とは異なるため，研究者にはなじみにくいところがあるであろう．しかし，学術論文や特許明細書には記載されていない，医薬品の品質・規格に関する内容，安全性に関する論点，適応疾患における開発化合物の臨床的意義などを中心に，どのような疾患を対象とし，どのような治験デザインで臨床開発が実施され，それらの結果から，どのような審査で承認内容(効能・効果と用法・用量)が導かれたのかがわかる．また，申請者(製薬企業)の説明と審査側の当局(PMDA)の見解のやりとりも審査報告書から読み取ることができるため，承認審査に重要な論理の整理とデータ解釈の整合性の考えかた(つまり，薬事戦略)も参考にすることができる．規制当局の考えかたは，安全性に配慮しながら，対象医薬品の有用性を引き出すような適応症と用法・用量が設定されているか，そしてその結果は臨床的な意義があるかという観点で審査することが基本になっているはずである．したがって審査報告書は，その医薬品特有のプロファイルに基づくリスクとベネフィットが勘案され，さらに安全性を確保するための留意点と審査の結論に関する考えかたを読み取ることができる貴重な資料である．審査当局の考えかたとして，医薬品は対象とする患者全員にかならずしも十分に効くわけではないので，有効性を認めながらも安全性を確保するための留意点は漏らさないというポリシーが感じられると思う．

　また，医薬品の使いかたに該当する【効能・効果】には，疾患名だけを規定した記述だけでなく，「既存治療で効果不十分な○○病における○○に適用する」という趣旨の記述や「再発又は難治性の○○陽性の○○に適用する」という趣旨の記述がある(p.49参照)．非常に限定した使いかたであるが(権利を広くとろうとする特許にはなじまない表現であるが)，どうしてこのような限定した内容になったかということも，審査報告書を読み込んでいくと理解できるであろう．すなわち，患者に対するベネフィットとリスクの観点から，ベネフィットを最大に，かつリスクを最小にする条件を検討した結果，導きだされた内容なのである．端的にいえば，医薬品として承認されるにあたっては，一定の生物学的作用を有

する化合物を疾患治療に用いるために，その生物学的作用ができるだけ疾患治療に結びつくような方法で人為的に使いかたを決めているということである．生物学的作用の強い医薬品は，どうしても期待した内容から外れた効果が惹起される事態（「副作用」と定義される）が出てくる．つまり，「副作用のない医薬品はない」と考えてよい．こうした観点から，規制当局は審査過程で最大限に安全性を確保する方法を承認内容とすることに努力をしていることが感じられるはずである．

なお，公開されている審査報告書では，化合物の詳細な特性や企業秘密に関する事項，治験の実施時期などはマスキング（黒塗り）されているため，読み取ることができない．ただし，後述する特許庁データベースで検索できる特許内容をもとに，出願時期からは化合物関係や製剤の開発時期を，実施例からは物性や性能などの情報をおおむね得ることができる．また臨床試験の学術論文からは，患者のリクルート時期や経過観察期間などの治験デザインが記載されていれば，臨床開発の時期と状況を知ることができる．さらに製薬企業自身も，最近はIR（Investor Relations）情報として，開発ステージ，治験のステージと実施時期，承認申請，承認取得時期などをかなり詳しく発表するようになってきている．そのほか，新薬メーカーの業界団体である日本製薬工業協会（製薬協）も，新薬・治験情報を公表している．これらの情報を合わせると，医薬品開発のほぼ全貌がわかる．

3）その他

現在開発中の医薬候補品について知るには，治験に関する公開情報や特許情報，学会発表などに頼ることになる．治験中の医薬品および開発状況も，最近はインターネットで各種情報が収集できる．さらに，国内の臨床研究・治験情報は，国立保健医療科学院のホームページからリンクされた「臨床研究情報ポータルサイト[3)]」より入手することができる．国際共同開発などによって米国で実施されている治験情報は，米国NIH（National Institutes of Health）の臨床試験情報サイトであるClinicalTrials.govの治験情報から入手することができる．学術論文に関しては，医薬研究者であれば，米国NIH医学図書館の文献検索データベースPubMedで検索できることを，すでにご存じであろう．

ここまでをまとめると，承認医薬品と開発状況の公開情報の入手先は，次のとおりである（2015年9月現在）．

① 承認医薬品のインタビューフォームと添付文書ならびに医療用医薬品の審査報告書：http://www.pmda.go.jp/PmdaSearch/iyakuSearch/
② 新薬開発状況（製薬企業）：製薬企業ホームページ（とくに株主・投資家向けのIR情報）
③ 新薬開発状況（製薬協）：http://www.jpma.or.jp/medicine/shinyaku/
④ 新薬治験情報（国立保健医療科学院）：http://rctportal.niph.go.jp/
⑤ 新薬治験情報（米国NIH）：https://clinicaltrials.gov/
⑥ 医薬品学術論文（米国NIH/PubMed）：http://www.ncbi.nlm.nih.gov/pubmed

◆ 知財戦略情報の調査法

　知財戦略の情報調査とは，医薬品が研究開発されるプロセスで，物質と方法に関して，どのような特許を，どのようなタイミングで出願してきたかを実例から調べることである．医薬品特許の場合は，有効成分の物質，製法，製剤，用途（適応症）などが基本であるので，この条件で調べていくのがよい．とくに，製剤と用途に関しては，開発の途中で適宜追加されて特許出願されるため，承認後であっても注意したい．また，製法や製剤などは技術の進展によって改良特許もよく出願される．この場合は，先行特許と後続特許を比べてみると，技術開発の進歩を読み取ることができるであろう．

1）特許出願情報

　特許調査は，検索に便利な有料ウェブサイトもあるが，専門的な調査でなければ無料の公共ウェブサイトの利用で十分である．まず，日本国内の特許出願情報は特許庁のウェブサイト[4]の「目的別メニュー」にある「特許情報プラットフォーム」（J-PlatPat）の検索画面から入って調べるのが簡便でよい．J-PlatPatは独立行政法人 工業所有権情報・研修館（INPIT）が運営する特許庁のデータベース検索サイトで，2015年3月までは特許電子図書館（IPDL）として，よく知られていた．特許のほか，実用新案，意匠，商標といった産業財産権の検索も

できる.

　さらに詳細な先行技術調査には，海外の特許検索サイトも利用できる．国際特許は，米国特許商標庁（USPTO）のデータベース（uspto.gov），欧州特許庁（EPO）のデータベース（Espacenet），世界知的所有権機構（WIPO）のデータベース（PATENTSCOPE）や，商用の特許データベースで調べることができる．ほとんどの医薬品は国際特許出願されるため，パテントファミリー（特許の優先権を主張して複数の国に出願した特許群のこと．調査は出願番号または優先権主張番号をクエリとして，その特許グループを調べることができる）は，EPO や WIPO で調べる必要がある．ただし，日本発の医薬品の特許出願経緯を調べる場合は，わが国で出願された特許を基本に特許ポートフォリオを調べればよいので，専門的調査でないなら J-PlatPat で十分であろう．

　各データベースのアクセス先は，次のとおりである（2015年9月現在）．

① 日本国特許庁 J-PlatPat：
　https://www.j-platpat.inpit.go.jp/web/all/top/BTmTopPage
② 米国特許商標庁 uspto.gov：
　http://www.uspto.gov/patents-application-process/search-patents
③ 欧州特許庁 Espacenet：
　http://worldwide.espacenet.com/
④ 世界知的所有権機関 PATENTSCOPE：
　https://patentscope.wipo.int/search/en/search.jsf

　対象医薬品の有効成分がわかれば，J-PlatPat の「特許・実用新案」のプルダウンメニュー内にある「特許・実用新案テキスト検索」のキーワードにそれを入力し，開発した製薬企業（オリジネーター）を出願人として検索すれば，関連した出願特許のリストを知ることができる．また，アカデミアや他機関からの導入品である場合には，先にインタビューフォームの開発の経緯からオリジネーターはどの機関であるかを読み取り，オリジネーター名を手がかりに特許情報を調べていくとよい．

2）特許ポートフォリオと経過情報

　医薬品の特許ポートフォリオは，有効成分（物質特許），原薬および中間体の製法（製法特許），製剤（製剤特許），適応症（用途特許）が基本であるので，これらを整理して調べるようにすると，その医薬品の全体の知財戦略が見えてくる．特許として登録（権利化）されたかどうかは，J-PlatPatの「経過情報」で知ることができる．「経過情報」からは，登録査定（特許権成立），拒絶査定（特許権不成立）のほか，出願人が権利放棄（取り下げ）した場合や拒絶査定を不服として審判に入った場合も知ることができる．医薬品候補化合物の開発が進むと製剤や適応症の絞り込みが進み，その時点で精密に改良した特許を出願することがあるが，そのときに特許庁から先行技術ありとして拒絶査定を受けた企業の，不服審判で何とか権利化に持ち込みたいとする意図がうかがえることも珍しくはない．後続特許を権利化することは，医薬事業を保護する期間を長くするための重要な知財戦略でもある．

　対象とした医薬品の一連の特許を調べて，そのポートフォリオと経過情報を知ることは，数件の特許で製品が完成するという医薬品であるからこそ可能な，生きた知財戦略の教材である（部品組立型の工業製品では，要素技術が多く，最終製品の知財戦略は把握しづらい）．J-PlatPatで調べたのちは，PATENTSCOPEでも調べてみるとよい（こちらも簡便なキーワード検索ができる）．製薬企業が同一の特許を世界各国に出願している状況（パテントファミリー）がよくわかり，知財調査から事業戦略までも見えてくることもあろう．

　こうして実際に調べてみると，J-PlatPatなど各国の公的特許情報サービスは，いかに充実した情報公開をしているかがわかるであろう．特許行政機関の知財検索サイトは，最も進んだITネットワークを有する行政サービス分野であると思える．

◆ 薬事戦略と知財戦略の連結性解析

　ここまでにまとめたような調査方法で，医薬品の研究開発における開発経緯のほぼ全貌を知ることができ，開発内容を薬事関係事項と知財関係事項に分けて整理することにより，薬事戦略と知財戦略を読み取ることができる．また，公的データベースで情報を入手する以外に，治験や医薬品開発に関与した研究

者や臨床医が執筆した学術論文，製薬企業自身が発表するプレスリリースや学会での発表なども，開発戦略を知るうえで，たいへん参考になる．とくに，これらからは研究開発のエピソードなど，いわゆる開発秘話を知ることができる場合がある．また，こうした一般公開情報のなかにも，開発医薬品の特徴や開発の狙いが述べられていることが多いので，薬事戦略と知財戦略を推察するには有用である．

1) 薬事戦略と知財戦略を両輪とした医薬品開発の進行

日本発の医薬品であれば，PMDAと特許庁のサイトでほとんどの情報の入手が可能であろう．いくつかの事例を調べてみると，特許出願の時期と，非臨床試験と臨床試験の時期，およびそれらの内容から，創薬の研究開発として，次のような12のステップからなる基本的なパターンが見えてくる．

① 対象疾患と創薬標的分子を探索する基礎研究を行う．
② 薬効スクリーニング系を作製し，ヒットする化合物が同定される（遺伝子やタンパク質などを用いた医薬品では，この時点で物質特許が出願される）．
③ 動物モデルでも薬理作用を確認し，想定する適応症を選択し，用途特許が出願される．
④ 基礎研究から5年程度でリード化合物が最適化され，開発候補化合物として製造される（ここで基本特許となる物質特許が出願されることが多い）．
⑤ 特許出願から6年程度が経過すると，特許審査が進み，登録される特許が出てくる．
⑥ 開発化合物が決まって前臨床段階に入り，各種の非臨床試験が開始される．
⑦ 開発化合物の製法と品質・規格が設定され，製法特許が出願される．
⑧ 製剤処方が決まり，投与ルートと薬物動態の試験データが取得され，製剤特許が出願される．
⑨ 毒性試験などの非臨床試験が終了し，臨床試験（治験）が順次実施される．
⑩ 開発開始から10年程度を経て，出願された特許群が登録される．
⑪ 薬事申請データパッケージが完成し，製造販売承認申請が行われる．
⑫ 開発から15〜17年目で，薬事承認が得られ，上市される．

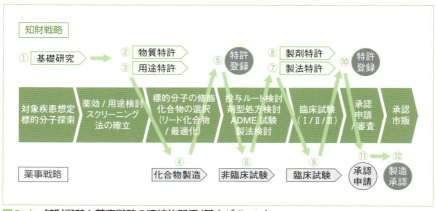

図5-1　知財戦略と薬事戦略の連結的関係（基本パターン）

　このステップを図示したのが，図5-1である．この図からわかるように，医薬品の研究開発においては，必要な特許を順次出願して権利化していく知財戦略と，薬事承認申請に必要なデータパッケージを作成していく薬事戦略が連結して展開されていくのである．すなわち，知財戦略と薬事戦略が交互にステップアップしながら展開されることで，医薬品開発が進む様子がわかるであろう．

2）目的や進捗に応じた臨機応変な対応が必要

　研究開発過程で，開発化合物をより薬物プロファイルのよいバックアップ化合物に変更したり，製剤処方を変更して前臨床試験をやり直したり，あるいは治験で対象疾患を変更したりなど，開発状況が変化することはよくあり，それに応じて，知財戦略と薬事戦略も適宜変更のうえ展開されていくことになる．そのため，実際の研究開発事例は，決して単純ではない．

　筆者はとくに，アカデミアの創薬研究者には知財戦略と薬事戦略の連結性を考えながら，自分の研究テーマ分野を調査してみることをすすめたい．そうすれば，必要となる特許，狙うべき適応症と臨床評価の方法などがイメージでき，探索的研究の段階から開発に至るグランドデザインも立案できるであろう．何よりも，創薬を目指す研究者が「研究のための研究」に陥る失策を防ぐことができると思う．アカデミアは実践的な医薬品開発をできる環境にはないが，目指す

べき方向性と実務の中身をうかがい知ることの意義は非常に大きいと思う．

◆ 創薬成功事例の解析

図5-1の創薬研究開発の基本パターンをふまえつつ，実際の創薬成功事例の知財戦略と薬事戦略の展開を調べてみよう．材料となる情報は，前述したような各種公開情報から入手して，分析し，まとめるのである．

モデルとする創薬事例としては，研究企画の段階から開発終了までの情報が収集しやすく，世界に先駆けて日本国特許が出願されていて，知財戦略を読み取ることができる日本発の医薬品とし，臨床的な意義が高く革新的なFirst-in-Class医薬品に与えられる日本薬学会の創薬科学賞を受賞した低分子化合物の製品を選んでみたい．First-in-Class医薬品は新規性と進歩性が高く，とくに薬事審査にあたっては「前例がない」ケースであるので，開発においても，医療上の意義と申請データの取得法や論理構成に工夫が必要である．また，作用機序も新規であるため，薬効評価系や臨床試験のエンドポイントなどの工夫も面白く，創薬の過程を学ぶ教材としてはたいへん適していると考えられる．また同時に，日本薬学会創薬科学賞は，学術的な価値も重視している．受賞製品は創薬科学の点からも新たな学術的知見を提供するので，この点も非常に興味深い．

本章ではさらに，アカデミア創薬の参考となるような，アカデミアの貢献度が高い事例を選び，次に示す革新的な低分子化合物の2製品について，開発の経緯，知財戦略，薬事戦略をまとめてみた．

まず，1例目のナルフラフィンは，企業が新規コンセプトの鎮痛薬として研究開発を始めたが開発中断となり，アカデミアの協力を得て止痒薬としての開発へ方針転換し，世界初のオピオイド系止痒薬を創製した事例である．2例目のフィンゴリモドは，アカデミアのユニークな薬学研究が企業との産学連携研究に展開され，免疫抑制剤の開発に進み，その後，対象疾患の選択が吟味され，多発性硬化症を適用症とすることで，新規作用機序の革新的な免疫調節薬が創製された事例である．

どちらも，アカデミアが研究開発に関与したことから，ユニークな作用機序が発見されて創薬が展開されたFirst-in-Class医薬品で，新規な生体機構の発見にも貢献した興味深い事例である．

Column

創薬に向けたマインドセット

　創薬に関する会合では，「日本は，基礎は強いが臨床は弱い」とよく聞く．これは学術論文の世界ランキングの分析による話で，おもにアカデミアに対する評価である．わが国の医療水準は世界と比較しても高いので，診療のレベルの問題ではない．「臨床が弱い」すなわち「臨床研究と治験が弱く，論文化も進まない」というのは，臨床研究機関の整備不足，レギュラトリーサイエンスの専門家の不足，患者1人あたりの治験費用が海外水準の2倍にもなること，英文での文書作成への対応力の不足などの臨床研究・治験環境の構造的原因が大きいと思われる．

　一方，製薬業界に視点を移してみると，ある業界関係者は，「日本発の革新的抗体医薬品であるトシリズマブ（抗IL-6抗体；大阪大学シーズから中外製薬株式会社が医薬品化，開発途中に同社はスイス・ロシュグループの傘下に入った）とニボルマブ（抗PD-1抗体；京都大学シーズから小野薬品工業株式会社が医薬品化，提携先の米国ブリストル・マイヤーズ スクイブ社の開発が先行した）は先駆的にアカデミアからシーズが導入されたものの，ともに外資系製薬企業の開発手法が先行し，製品化の成功に至った．つまり，内資企業は新規コンセプトの医薬品開発では遅れている」と言う．別の技術移転機関（TLO）関係者も「新規コンセプトのアカデミア特許には，内資系製薬企業よりも米国ベンチャーの関心が高い」と言う．

　そうすると，新薬開発とは臨床開発が主体であるから，「臨床が弱い」というのはアカデミアばかりではなく，内資系製薬企業にもいえることではなかろうか．現在「アカデミア業界」では，トランスレーショナル・リサーチの推進や臨床研究中核病院の整備などで大きな構造改革が起こっている．ここはひとつ，「製薬業界」にも新コンセプトの創薬に向けたマインドセットを行い，臨床開発力が強化されることに期待したい．

　筆者としては，製薬業界には産学連携を強化し，アカデミアシーズに対する長期育成型の創薬研究，アカデミア特許の早期評価・導入と費用負担，探索的な創薬研究の推進のための研究費支援などを実施してもらいたいと思う．これらには企業開発にプラスとなるような条件をつけてもよいであろうし，同時に，アカデミアのインセンティブを維持するための学術発表も並行して行えるような配慮もほしい．

　少なくとも，日本で生まれた創薬シーズが世界で最初に日本の患者に届くように，アカデミアと産業界と行政機関が，もう一段上のマインドセットをする好機にきていると思う．

5-2 ナルフラフィンの創薬事例

　ナルフラフィン（開発コード名：TRK-820，一般名：ナルフラフィン塩酸塩，商品名：レミッチ®カプセル2.5μg）は，東レ株式会社が創製した，オピオイドκ受容体作動性の難治性そう痒症の治療薬である．研究開始から約20年を経て，世界初のオピオイドκ受容体作動薬ならびにFirst-in-Classの難治性そう痒症治療薬として，2009年にわが国で薬事承認された．また，痒み治療にまったく新しい作用機序を見いだし，平成22年度の日本薬学会創薬科学賞を受賞した．本薬の開発には筆者もかかわった．

◆ 開発の背景

　ケシの未熟果から採れるアヘン（英語名 opium）はローマ帝国時代から鎮痛薬や睡眠薬として利用され，このアヘンより得られた植物性アルカロイドは，夢の神Morpheusの名にちなんで「モルヒネ」と名づけられて，最強の「痛み止め」として世界で広く使われてきた．

　モルヒネに似た活性をもつ物質をオピオイドと総称し，1970年代にはオピオイド受容体が発見され，生体内の内因性リガンドであるオピオイドペプチドも見いだされた．オピオイド受容体には，μ（ミュー），κ（カッパ），δ（デルタ）のサブタイプがあり，それぞれに生体自身のリガンドである内因性オピオイドペプチドも存在する．たとえば，オピオイドμ受容体の生体内リガンドはβエンドルフィンやエンドモルフィンで，オピオイドκ受容体のリガンドはダイノルフィンである．最も有名な内在性オピオイドであるβエンドルフィンはモルヒネと同類のオピオイドμ受容体作動物質で，俗称で脳内モルヒネなどともよばれており，生体内で鎮痛作用を有すると考えられている．

　鎮痛薬は，痛みから逃れるために人類が開発した，医薬品の原点ともいえるもので，モルヒネは現在でも世界最強の鎮痛薬ではあるが，依存性を有する麻薬であることが最大の欠点である．したがって，古来から，麻薬性のない強力鎮痛薬を創製する努力は続けられてきていたが，モルヒネ並みの鎮痛作用を有し，麻薬性がない鎮痛薬は，いまだ完成されていない．

◆ 候補化合物の同定と最適化

「依存性がなく，モルヒネ並みの効力をもつ新規なオピオイド化合物をつくれないものだろうか」，これを研究テーマとして，東レがオピオイド合成研究を始めたのは1980年代であった．米国留学から戻った合成研究者が中心となって，オピオイド化合物の構造と受容体の選択性の比較から，独自の構造活性相関理論を構築し，創製したのが，ナルフラフィン（一般名：ナルフラフィン塩酸塩，化学名：$(2E)$-N-[$(5R,6R)$-17-(シクロプロピルメチル)-4,5-エポキシ-3,14-ジヒドロキシモルヒナン-6-イル]-3-(フラン-3-イル)-N-メチルプロパ-2-エンアミド一塩酸塩）であった．

モルヒネが結合するオピオイドμ受容体は，痛みのみならず依存性にも関与することが以前から知られていたので，あえてオピオイドκ受容体を標的として選び，その作動薬を探索するという研究戦略をとった．オピオイドκ受容体作動薬に関しても，すでに同様な狙いで鎮痛薬を開発する試みが行われていたが，薬物嫌悪性といった有害な精神作用が出るとされて医薬品化は成功せず，当時，フルアゴニストとしてのオピオイドκ受容体作動薬は世界にも存在していなかった．

東レで化合物を設計した長瀬博博士によれば，作動薬と拮抗薬の作用の違いは，アクセサリー部位の有無に基づいているという．作動薬は脂溶性の高い，アクセサリー部位がない小さな構造であることから，化合物の設計においても，κ選択性を損なわない程度にアクセサリー部位（側鎖）をスリム化して作動性を発揮させ，アミノ化合物よりも極性が低く，血液脳関門を通過しやすいメチルアミド体とし，側鎖のコンフォメーションを規制するために不飽和結合を導入し，さらに末端をフラン環で置換したという（図5-2）．この化合物は，最終的にのべ600種類に及ぶ新規合成誘導体のなかから選ばれたもので，鎮痛活性（マウス酢酸ライジング試験により評価）が強く，毒性，副作用，安定性のバランスがとれた好ましい薬物プロファイルであった[5]．

ナルフラフィンは，マウスやラットを用いた試験においてモルヒネより低用量で鎮痛作用を示し，薬物依存性は示さず，さらに薬物嫌悪作用もとくに観察されなかったことから[6]，依存性のない新規なオピオイド系鎮痛薬として期待が高まった．

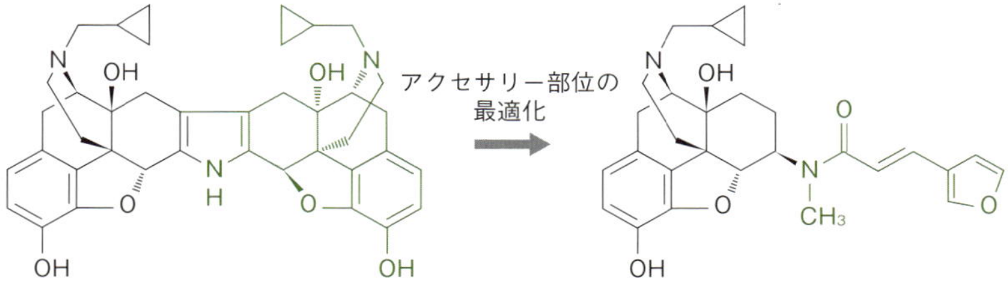

図 5-2　ナルフラフィンの化合物設計

◆ 臨床試験の経過と開発方針の転換

　臨床試験は1990年代半ばから開始されたが，第Ⅱ相試験の結果から，術後疼痛の患者で中等度の鎮痛作用は認められたものの，用量を上げた場合には安全域(十分な治療効果を示し，なおかつ重篤な有害事象を生じない血中薬物濃度の範囲)がせまくなることが予想され，モルヒネや既存の鎮痛薬に対する優位性は期待できないと判断された．したがって，鎮痛薬としての開発は中断することになった．開発段階としては，基礎研究，前臨床試験，第Ⅰ相試験，第Ⅱ相試験と進んできたところで，登山に例えると，ちょうど7合目あたりのところであった．

　こうしたとき，開発部門では，それまでの臨床試験データを総ざらいして今後の開発可能性を徹底的に吟味するものである．その結果，意外な事実が見いだされた．治験に協力した約100人にも及ぶナルフラフィン投与の被検者のなかに，痒みを訴える者が全くいなかったのである．実は，麻酔科などの臨床現場では，モルヒネなどのオピオイド μ 受容体作動薬は強力に痛みを抑えるものの，かなりの頻度で痒みを誘発するという意外な現象が従来から観察されており，原因不明の現象としてとらえられていた．データ点検後に，麻酔科医とのあいだでナルフラフィンでは痒みがいっさい誘導されなかった点が議論されたが，結局，明確な理由はわからなかった．

1）再度マウスモデルでの検証へ

　ここから，新たな検証へ進むことになった．オピオイドμ受容体作動薬と共通する鎮痛作用を狙って開発されたオピオイドκ受容体作動薬は，臨床現場で見いだされたように，痛みには異なる反応を示すのではないかという仮説を手がかりに，研究所でマウス痛みモデルを用いた薬理実験が実施された．検証すべき仮説は，κ受容体作動薬は痒みに何ら影響しないか，あるいは痒みを抑制できるかである．その結果，驚いたことに，サブスタンスPで誘発した痒みに対しては，既存の止痒薬であるクロルフェニラミンやケトチフェンなどの抗ヒスタミン薬よりもナルフラフィンが強い止痒効果を示したのである[7]．

　さらに，ナルフラフィンは，モルヒネで誘発される中枢性痒みモデルによる引っ掻き行動も抑制することが明らかとなり，痒みの神経伝達を抑制して止痒効果を発揮することが推定された[8]．これらの結果は，κ受容体作動薬が止痒薬になりうることを示すとともに，μオピオイド系は痒みに対して誘発的に働き，κオピオイド系は抑制的に働くという，生体内オピオイドシステムの新しい機能の提唱につながる発見となった[9]．

2）知財戦略と薬事戦略の再構築

　知財戦略としては，ナルフラフィンは鎮痛薬として物質特許を出願済であったが，急ぎ，止痒薬としての用途特許が国際出願された．つぎに，薬事戦略上で最も重要な医療上の意義を探るため，複数の皮膚科医と内科医にヒアリングをしたところ，すべての臨床医が高い関心を示した．そのヒアリング結果をまとめると，①従来の抗ヒスタミン薬では治療できない難治性のそう痒症は多く，医療現場のニーズが大きいこと（血液透析患者のそう痒症にも言及），②中枢性と末梢性の痒みのうち，オピオイドが関与すると考えられる中枢性の痒みに効果が期待されること，③痒み治療には内服剤と局所治療のための外用剤の両方が必要とされること，などであった[10]．これら臨床医の指摘は，いずれもそのまま薬事戦略の策定につながるものであり，最も重要なunmet medical needsにかなうものであること，可能性の高い適応症と想定市場があること，適応症に適した製剤を検討すべきなど，臨床開発を再開するにあたっての多くの示唆が含まれていた．

◆ 開発目標の再設定

　ここで痒み治療の臨床学的な意義を明らかにしておきたい．「痒み」は表皮（皮膚，粘膜，角膜）特有の感覚で，生命を直接脅かすものではないが，重度になるとじっとしていられず，皮膚の掻把や神経の興奮などを引き起こし，日常生活に多大な障害となる．とくに，痒みによる睡眠障害は重大なQOL（Quality of Life）の低下につながるとされている．

1）これまでの止痒薬の開発状況

　止痒薬としては抗ヒスタミン薬が一般的であるが，ヒスタミンの遊離による末梢性の痒みにしか作用せず，中枢性や内科的な痒みには効果がないとされてきた．臨床的にみられる，抗ヒスタミン薬に抵抗性かつ難治性の痒みには，腎不全や血液透析に伴う痒み，黄疸や肝硬変などの胆汁うっ滞性肝疾患に伴う痒み，アトピー性皮膚炎の痒みなどがある．また，こうした抗ヒスタミン薬が効かない痒みには，オピオイド，プロテアーゼ，神経刺激因子などの関与が考えられている．

　痛み治療にはモルヒネという最強の鎮痛薬が存在するが，痒み治療に対しては当時は抗ヒスタミン薬と一部の抗アレルギー薬しか存在せず，最強の止痒薬は存在していない状況であった．ナルフラフィンの止痒効果は作用機序からすれば，新機序であるため，効力が抗ヒスタミン薬の効果をしのげばFirst-in-Classの医薬品を狙うことができる可能性が出てきた．

　開発当時，日本透析医学会でも患者QOLに関与する因子に関心が高まってきており，新潟大学で約2,500人の血液透析患者に対する痒みのアンケート調査が実施された（調査母集団としては世界最大の痒み調査であった）．その結果，少なくとも毎日痒みを感じる透析患者は74％にのぼり，痒みのためにかなり掻くと答えた患者は40％であった．また，痒みによる睡眠障害は13％と報告された[11]．このことからも，約25万人に及ぶわが国の血液透析患者のうち相当数は，全身性かつ難治性の痒みに悩んでおり，医療上のニーズが十分に高いことがわかった．

2）適応症の選定

　適応症検討の結果，ナルフラフィンを止痒薬として開発する対象疾患には，

腎不全による血液透析患者の難治性そう痒症が選ばれた．なお，血液透析患者の難治性そう痒症が選択されたのには，もうひとつ理由があった．それは，新規な作用機序の医薬品の治験を行う場合には，安全性管理上，医師のモニタリングを十分に行うことが望ましいからである．透析患者は透析クリニックに登録され，週3回の血液透析ごとに透析医の診察を受けることから，治験においても継続して十分な安全性管理を受けることができるという点が，好ましい条件であった．

最終的な薬事承認にはベネフィットがリスクを上まわることが必須であるので，治験を行う際の薬事戦略としては，薬効評価に適切な試験のデザインを組むこととあわせて，リスクを最小限にするような患者の選択・除外基準の設定と十分なモニタリングなどの安全性管理が必須である．いったん重大な有害事象が起こると，治験全体を停止させざるをえない場合もある．

適応症が定まったので，血液透析患者に対するオープンの臨床薬理試験がナルフラフィン軟カプセル剤（10μg）の単回投与で行われ，投与された患者6人全員で顕著な痒みの抑制が認められた[12]．オープン試験ではあるが，担当医がプラセボ効果ではないと確信できるほどの好成績で，これによって，正式に鎮痛薬から止痒薬への開発転換が決まった．

3) 研究開発方針の見直し

適応症を変更した場合，薬事戦略上は単に薬効が期待できるだけでは十分ではなく，医療上の位置づけを見直し，当初の開発計画全体を修正し，想定市場の再予測，必要な非臨床試験など，すべての薬事申請項目の点検と新たに必要な試験の追加実施が計画される．ナルフラフィンの場合は，Best-in-Classの非麻薬性鎮痛薬から，他剤よりも優れる新作用機序のFirst-in-Classの止痒薬に位置づけを変え，必要な非臨床試験もすみやかに実施された[13]．

適応疾患を変えたことで必要となった試験の例をあげると，血液透析患者を対象とするため，投与された薬剤は血液透析によって透析装置（人工腎臓）からどの程度排除されるかなど，治療形態に則した各種試験が中心であった．新規作用機序と新規適応症であればあるほど，前例にとらわれずに必要と思われる試験を設計しなければならない．ナルフラフィンのPMDA審査報告書[14]には，

薬物動態に関する透析の影響についての審査も記録されており，薬物動態シミュレーションから，血液透析回数が週1～3回のあいだでは本剤の薬物動態に大きな影響を及ぼさないこと，服薬と血液透析の間隔が十分にあくように夕食後または就寝前の服用が好ましいと考えられることなどが受け入れられている．

このように，開発戦略の変更は社内の開発業務の変更にとどまらず，専門医との協議や規制当局との治験前相談など，多くの作業と手続きが必要となるが，筆者の経験では，こうしたときの最も大きな推進力となるのは，臨床医の熱意である．ナルフラフィンの場合も，臨床ニーズのヒアリングに応じた臨床医が，その意義を強く感じ，治験担当医師に就任されたという経緯がある．

4）剤型の変更

血液透析患者の難治性そう痒症が適用疾患に決まったことから，剤型の見直しが行われ，在宅での利便性の高い低用量の経口剤に変更することになった．この時点で新たな製剤処方が検討されたが，多くの製剤で1回投与量がmg単位であるのに対し，ナルフラフィンは比活性が非常に高いため，数μg製剤となり，超微量を精度よく含有させる経口剤とする必要があった．製剤設計は困難をきわめたが，たいへんな努力のすえ，静脈内投与に対して経口投与時のバイオアベイラビリティが約58％に達する良好な軟カプセル剤を完成させた[15]．

医薬品においては，適応症と用法・用量の設定と並んで，CMC（Chemistry, Manufacturing and Control）管理がきわめて重要であり，製剤技術が開発を左右することも少なくない．知財戦略としては，適応症ごとに最適の製剤を設計し，必要な製剤特許をおさえていくことが，事業化戦略上でも非常に重要である．優れた製剤特許は，先行する有効成分の物質特許の存続期限が切れたあとでも，強力な排他権となって事業的優位性を確保できるほか，国際特許をとれば海外の企業へライセンスすることができるからである．

◆ 適応症変更後の臨床試験

維持透析患者を対象にしたナルフラフィンの用量探索試験と検証的臨床試験はランダム化二重盲検試験として，加えて52週間の長期投与試験（安全性試験）が全国規模で実施された．検証的試験では，既存治療に抵抗性のそう痒症を有

する血液透析患者337人を対象に，1日1回，14日間にわたって経口反復投与した際の有効性を，痒みの指標であるVAS〔Visual Analogue Scale（視覚アナログ尺度）．100mmの水平直線のスケールの左端0mm地点を「痒みなし」，右端100mm地点を「考えられる最大の痒み」と設定し，最も強く痒みを感じたときの「痒みの程度」を被験者自身にスケール上で印をつけてもらい，左端からの距離（mm）をVAS値とする〕を用いて検討された．その結果，投与前後でのVAS変化量において，ナルフラフィンは2.5μgおよび5μg投与群ともにプラセボ群に比べて有意に大きく，止痒効果の発揮が著明に確認された[16]．また長期投与試験は，既存治療に抵抗性のそう痒症を有する血液透析患者211人を対象に1日1回5μgの52週間経口反復投与で実施され，投与前後でのVAS変化量において，ナルフラフィンの有効性が確認された[17]．前観察期間に75mmだったVAS値が，投与12週目以降で痒みが気にならない程度と考えられるVAS値30mm台に低下しているので，長期投与でも十分な止痒効果が得られていると考えてよいであろう．開発当時，数百例に及ぶ大規模試験の痒み評価にVASが用いられたのは，世界で初めての試みであった．

　VASは当初，痛みの感覚量を定量化する目的で考案されたもので，世界的に広く利用されているが，急性痛では検出力は高いものの，慢性痛では鈍くなる傾向がある．痒みも鈍い感覚量であり，定量化指標としては課題もあったが，先に述べた新潟大学の大規模調査では，従来の痒みカテゴリー調査とVASの比較が試験的に行われ，痒みの程度のカテゴリーとVAS定量化がよく相関することが示されたことから，本試験で採用された経緯がある．このように，エンドポイントとする臨床評価指標をどのようにするかという点は，有効性評価に大きく影響するので，客観的で定量性のある評価法を選択あるいは開発することは，きわめて重要である．しかも，学会や臨床医も納得できる判定によることが重要であるため，アカデミアの寄与は欠かせない．つまり，科学的に適切な臨床評価指標と有効性の基準設定への協力は，アカデミアの最も大きな貢献のひとつでもあるといってよい．

　ナルフラフィンの治験で採用したVASによる痒み評価に関しては，その後，皮膚科専門医らから適切な評価法であるとの国際的なコンセンサスが得られている[18]．

◆ ナルフラフィンの開発から読み取る知財戦略と薬事戦略

　知財と薬事の連結戦略としては，動物試験と臨床試験で共通する評価指標があることが好ましいことは，すでに述べた．この点については，ナルフラフィンの開発のなかでも検討されている．非臨床試験では，止痒効果はマウスの引っ掻き行動の回数で評価された[7]．皮膚科専門医の話では，ヒトにおける痒みの定量化法でも同様に，引っ掻き回数を指標にしようと腕時計型の加速度計測器が開発されたこともあったが，引っ掻き行動と体動との区別が十分にできず，臨床応用には至らなかったという[19]．VASは覚醒時の自己評価であるが，引っ掻き行動を正確に記録できる計測器が実用化されれば，就寝中の引っ掻き行動も痒みの評価に算定できる可能性があり，こうしたアプローチは，臨床評価指標の開発という薬事戦略を考えるうえでは興味深い．

　また一般に，薬剤の作用機序の解明にはアカデミアの貢献が非常に大きい．ナルフラフィンによって，生体内オピオイドバランスが中枢性の痒み制御に関与していることが示されたが，末梢でもオピオイドシステムが働いており，アトピー性皮膚炎患者の皮膚ではオピオイドκ受容体の発現が低下して痒みの感受性が亢進している可能性をアカデミアの共同研究者が解明し，痒みに関するオピオイドシステムの先駆的な研究を進めている[20]．

　最終的には，ナルフラフィンは経口剤として2006年11月に厚生労働省に薬事申請され，2009年1月に承認された（商品名：レミッチ®カプセル2.5μg，図5-3）．審査報告書[14]によれば，PMDAは「既存治療で効果不十分な難治性そう痒症に対し，新たな薬理作用をもつ本剤を治療の選択肢として臨床現場に提供する意義はあると考える」こと，一方で，「中枢神経系および内分泌系の有害事象も多く認められていることから，既存治療を十分かつ適切に実施してもそう痒がコントロールできない患者を投与対象とし，ベネフィットとリスクを十分に勘案したうえで投与すべきと考える」という見解を述べている．

　その結果，審査の結論となる承認内容としては，①効能・効果は「血液透析患者におけるそう痒症の改善（既存治療で効果不十分な場合に限る）」，②用法・用量は「通常，成人には，ナルフラフィン塩酸塩として1日1回2.5μgを夕食後または就寝前に経口投与する．なお，症状に応じて1日1回5μgに増量することができる」，③再審査期間は8年とする，とされた．ここで留意したいことは，

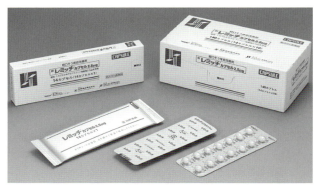

図5-3 塩酸ナルフラフィン製剤"レミッチ"
鳥居薬品株式会社／東レ株式会社の提供による．

特許の請求項でいえば「血液透析患者のそう痒症の治療薬」という簡単な言葉で表現される医薬品の承認内容が，薬事承認審査の結果では，前述の①～③のように，きわめて具体的な内容として承認されるということである．

知財戦略としては，薬事承認内容のなかで発明となる部分は確実に特許でカバーされていなくてはならず，それゆえ，薬事戦略との連結的対応の観点から，承認申請データパッケージのとりまとめ時期にまで，とりこぼしの発明はないかどうかを精査しておく必要がある．

1）ナルフラフィンの開発成功までの道のり

表5-1には，発表論文などからまとめたナルフラフィンの開発経緯の時系列と，日本国特許庁データベースから検索された主要な特許出願状況をまとめた．なお，特許を国際出願にする場合，その1年前に国内で基礎出願してから優先権を主張して国際出願しているので，本来の発明時期は国際出願年の1年前であることに留意する必要がある．これらのデータから，開発プロセスを知財戦略と薬事戦略に分けて概要を描いてみると，p.160の図5-4のように，知財戦略と薬事戦略が連結しながら展開していったことがわかる．

すなわち，開発企業は麻薬性のない強力鎮痛薬を目指してオピオイドκ受容体作動薬を独自の理論で設計し，*in vivo*で強力な鎮痛作用を有するナルフラフィン

表5-1 ナルフラフィンのおもな開発経緯

開発の ステージ	公表年 または 出願年	特許または発表論文	内容
創薬シーズ発案	1990ごろ		非麻薬性の強力鎮痛薬
鎮痛作用確認	1993	物質・製法・用途特許（鎮痛・利尿） 特許第2525552号／WO/1993/15081	モルヒナン誘導体または酸付加塩を含んだ医薬組成物，鎮痛剤，利尿剤
止痒作用確認	1998	用途特許（止痒） 特許第3531170号／WO/1998/023290	オピオイドκ受容体作動性化合物を有効成分とする止痒剤
製剤開発	1998	製剤特許 特許第4311369号	4,5-エポキシモルヒナン誘導体を有効成分とする細粒剤，顆粒剤，錠剤，硬カプセル剤，凍結乾燥製剤，ゲル剤など
非臨床試験／鎮痛作用	1998	Nagase H, et al., Chem Pharm Bull.	強力な鎮痛作用を有する新規なオピオイドκ受容体作動薬 TRK-820
非臨床試験／鎮痛作用	1999	Endoh T, et al., Life Sci.	in vivoでκ受容体選択的な TRK-820の鎮痛作用
非臨床試験／依存性	2001	Tsuji M, et al., Life Sci.	TRK-820は報酬効果と嫌悪効果を発現しない
非臨床試験／止痒作用	2002	Togashi Y, et al., Eur J Pharmacol.	抗ヒスタミン薬抵抗性のマウスモデルにおけるTRK-820の止痒作用
製剤開発	2004	製剤特許 特許第3743449号	4,5-エポキシモルヒナン誘導体を含有する安定なソフトカプセル剤
臨床試験	2005	Wikström B, et al., J Am Soc Nephrol.	血液透析患者における静脈注射剤として第Ⅱ相試験で有効
製法開発	2006	結晶・製法特許 特許第5076498号／WO/2006/109671	ナルフラフィン塩酸塩の結晶およびその製法
承認申請	2006		血液透析患者におけるそう痒症の治療薬
製剤開発	2008	製剤特許 特許第5099127号／WO/2008/133330	4,5-エポキシモルヒナン誘導体を有効成分とし，デンプン，マンニトールなどを含有することを特徴とする固形錠剤
承認取得	2009		血液透析患者におけるそう痒症の治療薬
臨床試験	2010	Kumagai H, et al., Nephrol Dial Transplant.	血液透析患者における経口投与剤の第Ⅲ相試験で有効
効能追加	2015		慢性肝疾患患者におけるそう痒症の治療薬

（TRK-820）の合成に成功し，物質・用途・製剤特許を出願した．その後すみやかに前臨床試験を経て，第Ⅰ相試験，第Ⅱ相試験（術後鎮痛薬用途）を実施したが，有用性が不十分で開発を一時中断した．さらにその後，止痒作用を見いだ

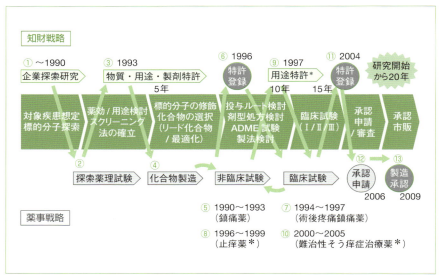

図5-4 ナルフラフィンの知財戦略と薬事戦略の連結的関係
各プロセスの時期は発表論文,出願特許や審査報告書からの推定である.＊印は新たな適応症を示す.

して新たに用途特許を出願し,止痒薬用途へ開発方針を変更し,同時に製剤も経口剤に変更した.血液透析患者を対象に,第Ⅱ相試験ならびに第Ⅲ相試験(血液透析患者の難治性そう痒症治療薬用途)を実施し,有用性が実証されたため難治性そう痒症治療薬として承認申請に至った.

ナルフラフィンの開発では,当初の鎮痛薬用途から止痒薬用途へ変更して成功したのが大きな特徴で,選択的オピオイド κ 受容体作動薬としても,オピオイド系止痒薬としても,日本発であり,世界初の新薬である.薬事承認はナルフラフィンの物質特許出願から17年目,臨床開発開始から15年目,止痒作用発見から13年目であった.また,2015年には,既存治療で効果が不十分な慢性肝疾患患者のそう痒症治療薬としての効能追加が認められた.

2) ナルフラフィンの開発がもたらしたもの

知財戦略と薬事戦略,さらに臨床的意義,学術的意義などを**表5-2**にまとめた.ナルフラフィンの開発では,化合物の創製は企業で行われたが,新適応へのヒ

表5-2 ナルフラフィン開発の戦略と意義

戦略と意義	内容
開発時の知財戦略	・オピオイド系作動薬と拮抗薬の構造解析から，ナルフラフィン塩酸塩を新規創製し，特許化 ・鎮痛作用に加え，止痒作用を見いだし，止痒薬としての用途を特許出願
開発時の薬事戦略	・手間がかかるフェノタイプアッセイ(in vivo モデル)で評価し，鎮痛および止痒作用を発見 ・術後鎮痛評価の第Ⅱ相試験では有用性が不十分のため開発中断し，止痒薬へ適用変更 ・止痒薬の剤型を注射剤から経口剤に変更して有用性を向上 ・止痒薬第Ⅱ相試験で VAS による痒み評価を導入し，感覚量を定量化して有用性を立証
臨床上の意義	・既存薬抵抗性の難治性そう痒症に対する世界初のオピオイド κ 受容体作動性止痒薬の創製 ・経口剤で利便性もよく，血液透析患者，慢性肝疾患患者の QOL 改善に貢献
業界への波及効果	・難治性そう痒症治療の市場を創出し，2012 年に年間の国内売上 100 億円を達成
アカデミアの貢献	・μ オピオイドと κ オピオイドの薬理作用を整理し，止痒作用発見の端緒を導く ・数ある痒み疾患から，中枢性そう痒症を抽出し，適応症の設定に貢献
学術上の意義 (アカデミアへの還元)	・従来のヒスタミンによる痒み制御機構に加えて，オピオイドバランスの痒み制御機構を提唱 ・オピオイドバランスとして，μ オピオイド系(痒み誘導)と κ オピオイド系(痒み抑制)を発見

ントと最適な適応症の発掘，作用機序の解明，さらには先進的な痒みの指標 VAS の採用など，アカデミアの大きな協力がなければ，円滑に進まなかったところも多い．その意味で，アカデミアが貢献した創薬事例といえる．

　ナルフラフィンは従来のオピオイド系医薬品に比べて，きわめてオピオイド κ 受容体選択的なフルアゴニストであり，実際にオピオイド κ 受容体作動性を新作用機序とする止痒薬として First-in-Class 医薬品となった．そのため，新たに κ オピオイド系の研究を大きく進展させ，生体内では，μ オピオイド系と κ オピオイド系がバランスをとりながら痒みを制御しているという新概念を検証することができた．革新的な新薬の登場は，医学研究をも大きく進展させることができるということを示したよい例であろう．

Column

研究達成よりも難しいこと

　筆者が企業研究所に所属していたとき，所内でミニコミ誌を出していたことがあった．企業も大学と同じで，各研究室は「隣は何をする人ぞ」という状況になりやすい．それを防いで交流を促し，シナジー効果を高めようという狙いである．

　あるとき，「研究の壁にぶつかったとき，あなたはどのように対処しますか？」という特集が組まれたことがあった．企業では，大学での教育のように教授などの研究責任者が研究を指導するケースはまれなので，自主的に研究に取り組んでいかないと，仕事が進まない．また，同じテーマをチームで分担して研究することが多いため，一人の仕事のペースがチーム全体の律速となることが，しばしばある．こうした状況で，上記の特集は，研究歴の少ない悩める若手研究者に先輩研究者から経験知を伝えてもらおうという企画であった．経験豊富な上級研究者からは多くの示唆に富む対処法が寄せられた．企業では，研究者であり続けられるのは「選ばれし者」という側面があるので，そうした研究者からの提言には説得力に富む箴言に近いものもあった．

　そのなかに，今でも忘れられない次のような言葉があった．
「研究の失敗なんて所詮たいしたことはない．やり直せばすむことだ．それよりも失恋はつらい．相手にも明確な意思があり，自分の努力だけではどうにもならない．失恋に比べれば，研究の失敗など悩むに値しない．もう一度やってみよう…」

　実際，この言葉を寄せた研究者は優れた成果をあげていた研究者で，そのタフネスの秘訣はここにあったのかという想いであった．たしかに，やり直せばすむことであるし，やり直しの効くあいだは本当の失敗ではない．この「箴言」は，当時，筆者を含む独身の研究者達を大いに励ましたものである．今でも通用する言葉ではなかろうか．

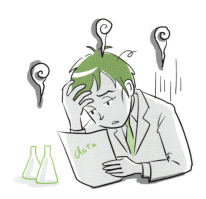

5-3　フィンゴリモドの創薬事例

　フィンゴリモド（開発コード名：FTY720，一般名：フィンゴリモド塩酸塩，商品名：イムセラ®カプセル0.5 mg／ジレニア®カプセル0.5 mg）は，免疫抑制を作用機序とする多発性硬化症 multiple sclerosis（MS）の治療薬である．京都大学と企業との産学連携で創薬研究が開始され，研究開始から約25年を経て，世界初のスフィンゴシン1-リン酸（S1P）受容体機能的アンタゴニストとして，またFirst-in-ClassのMS治療薬として，2010年にロシアで薬事承認された．現在は70カ国以上で承認されている．

　本薬の研究開発では，たいへんユニークな作用機序を見いだしただけでなく，またその開発プロセスも，波瀾万丈ともいえるものである．創薬研究の成果が評価され，平成24年度に日本薬学会創薬科学賞を受賞した．

◆ 開発の背景

　本研究の始まりは，京都大学薬学部の藤多哲朗教授（現名誉教授）の免疫抑制剤の研究であったという．「冬虫夏草」というキノコ（菌糸体）は冬眠中の昆虫の幼虫に宿主から排除されることなく寄生し，栄養分を吸収して生長するというユニークな生態をもっている．通常であれば，宿主の免疫系によってキノコの寄生は排除されるはずであるが，何らかの免疫学的寛容状態を誘導して寄生を維持していると考えられた．

　藤多教授は，免疫学的寛容を誘導する物質は免疫抑制剤として利用することができるのでは，という発想でこの免疫拒絶反応を制御する物質の本態解明を試みたという[21]．1980年代後半から，京都大学・台糖株式会社・吉富製薬株式会社の共同研究が開始され，菌糸体の大量培養，免疫抑制物質の単離と同定には台糖（現・三井製糖株式会社）が協力，免疫抑制活性の評価には吉富製薬（現・田辺三菱製薬株式会社）が協力した．

　共同研究で数種の冬虫夏草のなかからタイワンツクツクボウシの幼虫に寄生するタイワンツクツクボウシタケの不完全世代 *Isaria sinclairii* 菌の培養液がリンパ球の増殖抑制活性を示すことを見いだし，その生理活性成分である天然物の同定に成功した（図5-5）．単離された物質はimmunosuppressive principle-I

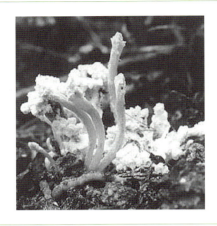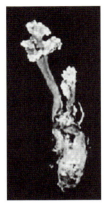

図5-5　ツクツクボウシの幼虫に寄生する冬虫夏草
地表に出た子実体(左)と地中の幼虫に寄生した状態(右). 田辺三菱製薬株式会社の提供による.
[千葉 健治:スフィンゴシン1-リン酸受容体修飾薬 FTY720による免疫応答の調節. 化学と生物, 46: 259-264, 2008を一部改変]

(ISP-I)と命名され, 広く用いられている免疫抑制剤であるシクロスポリンより強力なリンパ球増殖抑制活性を示した. しかし, 同定された物質はマイリオシンという既知の物質であり, ラット同種皮膚移植モデルを用いて行った*in vivo*試験では, 薬効は認められるものの, 動物の死亡も観察され, 予想以上に*in vivo*での毒性は強いと判断されたという[21].

◆ 候補化合物の探索と最適化

同定された天然物が既知物質であったことと, 毒性が問題であると考えられたことから, ISP-Iをベースにして誘導体や類縁体を合成し, よりよい薬理プロファイルをもつ化合物を探索することになった. ここで探索研究において, もうひとつの重要な事実に気づくことになる.

ISP-Iのケトン体を還元したISP-I-13は, *in vitro*ではISP-Iよりも3倍程度も強力な作用を示したが, *in vivo*ではISP-Iと同程度の作用しかなく, 毒性も軽減されなかった. このように, *in vitro*と*in vivo*の評価系で薬理活性と安全性のプロファイルは異なっていたが, 求める薬効が免疫抑制という複合的な作用の

表現型(フェノタイプ)であったことから，化合物の探索においては*in vivo*評価系(ラット同種皮膚移植モデル)に一本化して薬効スクリーニングを行い，薬効が強く，かつ毒性が低い化合物の探索を行うことにした．この判断は，結果として，大きなセレンディピティ(serendipity)につながることになった．

ISP-Iをリード化合物として合成展開を進め，水への溶解性の向上，薬効の飛躍的な向上，毒性の低減化を確認しながら，開発化合物として最適化したフィンゴリモド(FTY720，化学名：2-amino-2-[2-(4-octylphenyl) ethyl] propane-1,3-diol monohydrochloride)の創製に成功した[22](図5-6)．FTYとは，藤田

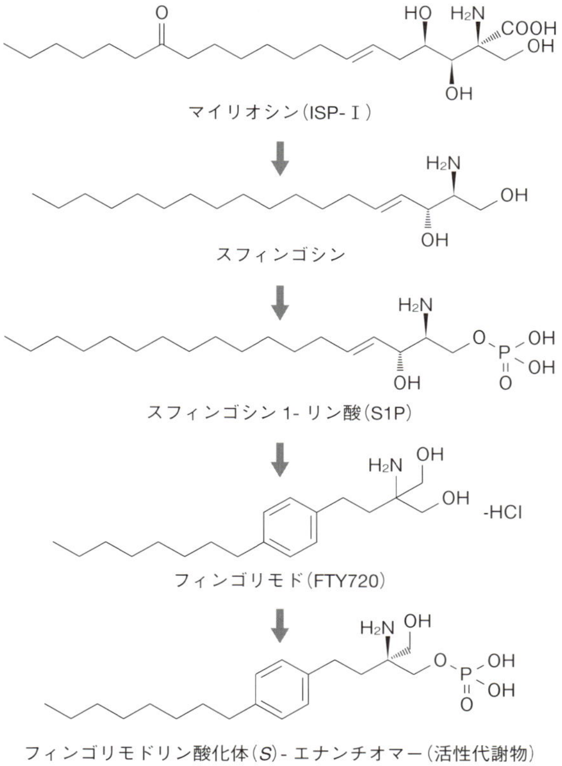

図5-6　冬虫夏草因子からフィンゴリモドの創製

のF，台糖のT，吉富のYをとって命名されたという．

のちに判明したことであるが，ISP-Iにはスフィンゴシン合成酵素であるセリンパルミトイルトランスフェラーゼの阻害活性があったが，フィンゴリモドにはその阻害活性はなかったという．簡便な酵素阻害活性を指標にして*in vitro*スクリーニングをしていたら，フィンゴリモドには至らなかったであろう．また，ISP-Iをリード化合物として合成展開をしてきたが，免疫抑制作用の標的分子がスフィンゴシン合成酵素からスフィンゴシン1-リン酸（S1P）受容体に変わっていたのも，手間のかかるフェノタイプアッセイである*in vivo*評価を優先したことによる幸運であったといえる．

◆ フィンゴリモドによる新規免疫制御機序の発見

興味深いことに，フィンゴリモドは同種移植モデルや自己免疫疾患モデルにおいて強力な免疫抑制作用を示すが，その作用メカニズムは長いあいだ不明であったという．しかし研究者らは，フィンゴリモドの投与後に，ラットの末梢血中のリンパ球数（T細胞とB細胞）のみが顕著に減少し，このときリンパ節内のリンパ球は有意に増加していることを発見した．また，フィンゴリモドの投与を中止すると，減少していた末梢血のリンパ球数は数日から1週間程度で正常値の範囲に回復するという特徴的な現象に注目し，その作用メカニズムは二次リンパ組織からのリンパ球の移出の抑制であることを解明した[23]．

フィンゴリモドは，生体内で活性代謝物のリン酸化体（フィンゴリモド-P）に代謝されてリンパ球のスフィンゴシン1-リン酸受容体1（$S1P_1$受容体）と結合し，$S1P_1$受容体の機能的アンタゴニストとして作用するという．

S1Pは生体膜を構成するスフィンゴ脂質の代謝産物であり，膜から切り出されて遊離すると，細胞遊走のシグナル伝達物質として作用する．免疫反応の成立に重要なリンパ球の体内循環において，S1Pと$S1P_1$受容体はリンパ球がリンパ節から出てゆく過程（移出）で必須の役割を果たしている．さらに，炎症組織ではS1P濃度が高くなり，リンパ球などの炎症細胞の遊走が亢進して炎症を増強する．免疫反応による炎症が起きると，血中とリンパ液のS1P濃度がリンパ節内の濃度よりも高くなり（＞10 nM），リンパ球は血中とリンパ液に遊走してきて炎症を増強する．このとき$S1P_1$受容体アンタゴニストであるフィンゴリモド-

Pが存在すると，受容体に結合してもシグナル発現は起こらずに受容体は内在化して分解され，リンパ節などの二次リンパ組織からのリンパ球の移出を抑制すると考えられている．ミエリン抗原特異的なTh17細胞を含む自己反応性T細胞も同様の機序でリンパ節からの移出が抑制されるため，自己反応性T細胞の中枢神経系組織への浸潤が抑制される．その結果，中枢神経系組織における細胞性免疫の炎症を抑制する作用があることから，MSに対する治療効果を有すると考えられている[21]．この観察結果は，S1Pが細胞性免疫の炎症メディエーターとして機能していることを示しており，たいへん興味深い．

受容体を介したシグナル伝達と薬理作用は，受容体に対するアゴニストとアンタゴニストの両方がそろうと，解明が非常に容易になる．S1Pシグナルを介したリンパ球の体内循環と細胞性免疫作用のメカニズムは，S1P（アゴニスト）とフィンゴリモド（機能的アンタゴニスト）の両方がそろったことによって明快に解明されたといってよいであろう．ちなみに，対照薬となっていた免疫抑制剤のシクロスポリンやタクロリムスの作用メカニズムは，細胞内シグナル伝達に関与するカルシニューリンを阻害してT細胞の活性化を抑えるという異なる機序である．S1Pシグナルの関与という全く新しい免疫制御のメカニズムを解明した点は，フィンゴリモドが革新的なMS治療薬となっただけにとどまらず，学術的にも非常に高い意義をもつ仕事であるといえる．

◆ 評価系の工夫がもたらしたセレンディピティ

フィンゴリモドの創薬プロセスを調べてみると，多くのセレンディピティと適切な判断があったことに気づく．まず，改めて興味深いのは評価系である．現在の創薬では化合物スクリーニングの効率化のために，標的分子と化合物の結合などを利用したハイスループットスクリーニング high-throughput screening (HTS) が行われていることが多いが，本開発の研究者らは免疫抑制剤を創製することを目的としていたので，ラット皮膚移植モデルを化合物選定に用いたのである．

この *in vivo* モデルは，1回の評価に40日もかかる大変な作業であったが，薬効を反映した最も適切といえる評価系であり，結果としては，この選択が大成功につながっている．合成担当者の開発回顧録[22]によれば，探索すべきはS1P$_1$

受容体アゴニストであることから，化合物探索では簡便なスフィンゴシン合成酵素阻害活性を指標にして調べる方法も検討されたが，in vivo評価系を優先して用いたとのことである．驚くべきことに，最終的に選択されたフィンゴリモドにはこの酵素阻害活性はなかったというので，in vivo評価系を優先していなければ，フィンゴリモドは選ばれてこなかったことになる．また，フィンゴリモドはプロドラッグで，活性体はリン酸化されたフィンゴリモド-Pであったことも予想外のことである．

フィンゴリモドは経口吸収性と薬物動態特性が優れており，他方，フィンゴリモド-Pは経口吸収性がきわめて悪いという．in vivo評価を優先したおかげで，経口投与可能な化合物を選定できたわけであり，ここでもin vivo評価系を選択した英知が功を奏している．結果的に，患者に対する利便性が高い剤型である経口剤にできたことにより，慢性疾患を対象とする事業上の利点がきわめて大きくなったはずである．

知財戦略と薬事戦略の連結という観点からは，適応疾患と動物評価系は共通した病態であることがデータの整合性のうえで望ましく，その意味ではフェノタイプアッセイの利点は大きい．フィンゴリモドの開発でin vivo評価を優先したことは，臓器移植時の免疫抑制という病態を最も反映する動物モデルを選択したという，薬事戦略上も的確で正当なアプローチであったことを示している．

◆ 臨床試験の経過と開発方針の転換

フィンゴリモドの開発では，臨床開発段階に入って大きな波乱があった．当初狙っていた腎移植後の拒絶反応の抑制効果では，検証的試験で比較対照薬(mycophenolate mofetil)に対する優位性が立証できず，この臨床開発は中止されることになったのである[24]．こうした場合，用法・用量などの治験デザインを変更して再試験を行うか，対象疾患を変更するか，あるいは開発自体を断念するかという3つの選択肢が考えられる．フィンゴリモドの場合は，並行して多発性硬化症(MS)の臨床試験も立ち上げており，対象疾患の変更となった．

1) 多発性硬化症(MS)への適用

MSの治験では，腎移植後の拒絶反応抑制剤の開発を断念した2006年当時に，

すでに第Ⅱ相試験として有望な結果が得られており[25]．さらに，2010年には第Ⅲ相試験として，比較対照とした既存治療薬のインターフェロンβ1aに対して優位性を示したのである[26]．この結果，フィンゴリモドは新規作用機序に基づくMS治療薬として開発されることになった．

2) 国際共同開発

フィンゴリモドの臨床開発は，1997年に田辺三菱製薬株式会社から技術導出され，スイスのノバルティス社によって海外で先行するかたちで行われているが，MSへ適応症を変更するという絶妙な判断には，化合物のプロファイルと適応症のマッチングが十分に検討されていた形跡がうかがえる．

それは，臓器移植の拒絶反応抑制という，つねに強い免疫抑制効果が求められる疾患と，数ある自己免疫疾患のうち，増悪と寛解を繰り返す自己免疫疾患であるMSの2つの疾患を選んで臨床試験を進めていたという点からわかる．フィンゴリモド自体の効力ならびに適切な用量が未知ななか，病態機序が異なる両疾患あるいは片方の疾患で有用性を評価してみようという設計であると感じられる．こうした開発デザインも大手だからこそできる試験であろうが，2種の大規模な国際共同治験を実施し，5年以内にPOC (Proof of Concept)を確認するまで行うところに開発力の高さを感じる．

結果的に，2種の適応症検討からMSが選ばれ，有効用量が腎移植時の拒絶反応抑制に用いる用量よりも格段に低下したことで，副作用の大幅な減少につながったことは，フィンゴリモドの事業化においては，安全性管理上の利点と生産コストの削減の利点にもなったと思われる．

◆ 適応症の変更と臨床試験

MSは，欧米では若年成人を侵す神経疾患のなかで最も患者数が多い疾患である．人口10万人あたりの患者数は北ヨーロッパでは50～100人程度，日本では8～9人程度と推定され，日本国内には約12,000人のMS患者がいる．平均発病年齢は30歳前後で，男女比は1：2～3程度である．

中枢神経（脳，脊髄）の構成成分であるミエリンが破壊（脱髄）されることでさまざまな神経障害が現れるとされ，主たる症状は視力障害，複視，小脳失調，

四肢の麻痺（単麻痺，対麻痺，片麻痺），感覚障害，膀胱直腸障害，歩行障害などである．若年成人を侵し，再発（神経症状の増悪）と寛解を繰り返して経過が長期にわたること，視神経や脊髄に比較的強い障害が残り，日常生活動作（ADL）が著しく低下する症例が少なからず存在することから，厚生労働省特定疾患に指定されている[27]．

1）臨床試験から薬事承認まで

審査報告書[28]によれば，フィンゴリモドは「本剤の多発性硬化症の再発予防及び身体的障害の進行抑制に対する有効性は示され，認められたベネフィットを踏まえると安全性は許容可能と判断する」とされ，①［効能・効果］多発性硬化症の再発予防および身体的障害の進行抑制，②［用法・用量］通常，成人にはフィンゴリモドとして1日1回0.5mgを経口投与する．③［承認条件］製造販売後，一定数の症例にかかるデータが集積されるまでの間は，全症例を対象とした使用成績調査を実施することにより，本剤使用患者の背景情報を把握するとともに，本剤の安全性および有効性に関するデータを早期に収集し，本剤の適正使用に必要な措置を講じること，④再審査期間は10年とすること（2007年に希

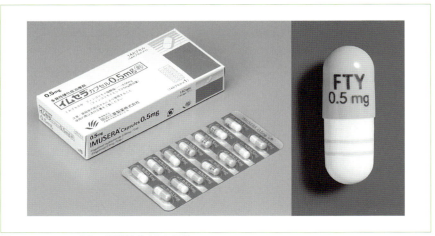

図5-7　フィンゴリモド製剤"イムセラ"
田辺三菱製薬株式会社の提供による．

少疾病用医薬品の指定を受けている），などで承認が認められた（田辺三菱製薬の商品名：イムセラ®カプセル0.5mg，図5-7；ノバルティスファーマ社の商品名：ジレニア®カプセル0.5mg）．審査期間も8カ月の迅速審査であった．

MS治療薬としての治験における主要評価項目は，第Ⅱ相試験では投与3カ月後および6カ月後のMRI（核磁気共鳴画像法）検査でガドリニウム造影病巣（脳内の炎症性活動性イベント）が認められなかった患者の割合，第Ⅲ相試験では再発寛解型MS〔RRMS（Relapsing-Remitting Multiple Sclerosis）〕に対して2年間の観察による臨床的再発または身体的障害の進行抑制効果としている．これらの試験は，初期の薬効を確認する第Ⅱ相試験では画像診断所見でできるだけ短期間で評価し，検証的な第Ⅲ相試験は海外のガイドラインに基づいて2年間にするという，効率的な臨床開発の手法として設計されている．

2）臨床的意義の評価

臨床試験の結果，フィンゴリモドは，年間の再発率を半分以下にし，さらに再発までの期間を有意に延長させる効果が認められている．また，承認申請にあたって企業側は，第Ⅱ相試験までは日本および海外治験のデータを用いたが，第Ⅲ相試験は海外で実施されたインターフェロンβ1aを比較対照薬（注射薬）とした比較試験のデータを申請資料としている．この点についても，PMDAは審査報告書のなかに「今後の医薬品開発において，希少疾病等の本邦単独で十分な症例数を確保できないような場合には，国際共同試験の実施を積極的に検討し，可能な限りエビデンスレベルの高いデータを収集できるようにすべきと考える」という前向きの見解を記載しており，企業側の薬事戦略を受け入れている．

さらに，審査結果の総合評価においても，「多発性硬化症の再発予防及び身体的障害の進行抑制に対する有効性は示され，認められたベネフィットを踏まえると安全性は許容可能と判断する．本剤は経口投与が可能な多発性硬化症治療薬であることから，既存のインターフェロンβ1a製剤と比較して患者の負担を軽減することが期待され，新たな治療の選択肢を提供するものであり，臨床的意義はあると考える」と評され，ベネフィットがリスクを上まわること，経口剤には有用性があることなどから，臨床的意義があると結論づけている．すなわち，これらが薬事戦略の目指すゴールの表現といえる．

◆ フィンゴリモドの開発から読み取る知財戦略と薬事戦略
1) フィンゴリモドの開発成功までの道のり

表5-3には，発表論文などからまとめたフィンゴリモドの開発経緯の時系列と日本国特許庁データベースから検索された主要な特許出願状況を整理した．これらのデータから，開発プロセスを知財戦略と薬事戦略に分けて概要を描いてみると，図5-8のように，知財戦略と薬事戦略が連結しながら展開していったことがわかる．

すなわち，開発企業は新規な免疫抑制剤を目指し，マイリオシンをリード化合物として，$in\ vivo$ で強力な免疫抑制作用を有するフィンゴリモド（FTY720）の創製に成功し，物質・用途特許を出願した．物質特許を出願後，4年目に，海外の企業に技術導出をしたのには，腎移植における免疫抑制剤の臨床開発は経験をもつ海外の企業の方が有利であろうとの判断と，早期から国際展開を行うという判断があったものと推測される．この海外導出は，薬事戦略と知財戦

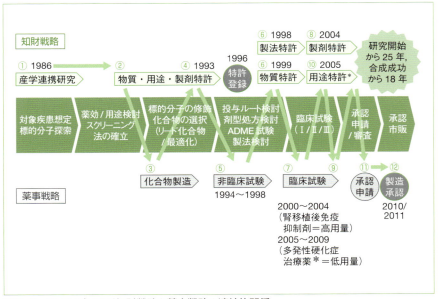

図5-8 フィンゴリモド知財戦略と薬事戦略の連結的関係
各プロセスの時期は発表論文，出願特許や審査報告書からの推定である．＊印は新たな適応症を示す．

表5-3 フィンゴリモドのおもな開発経緯

開発のステージ	公表年または出願年	特許または発表論文	内容
創薬シーズ発案	1986		菌類由来の免疫抑制物質の産学連携研究開始
化合物合成／免疫抑制作用確認	1993	物質・用途特許 特許第2579602号／WO／1994／008943	FTY720〔2-アミノ-2-[2-(4-オクチルフェニル)エチル]プロパン-1,3-ジオール〕とその免疫抑制剤用途
化合物同定／作用確認	1994	Fujita et al., J. Antibiot.	冬虫夏草の免疫抑制物質をマイリオシンと同定
開発化合物合成	1995	Adachi et al., BioMed. Chem. Lett.	マイリオシンをリード化合物として新規免疫抑制剤 FTY720を合成
技術導出	1997		田辺三菱製薬からスイス・ノバルティス社へ技術導出
非臨床試験／薬効・薬理	1998	Chiba et al., J. Immunol.	FTY720投与で末梢リンパ球はリンパ節に集積することを発見
中間体同定	1998	物質・中間体特許 特許第4045364号	FTY720とその医薬としての用途およびその合成中間体
製法開発	1998	製法特許 特許第4079505号	FTY720の新規な製法
非臨床試験／作用機序	1999	Yanagawa et al., Transplant Proc.	FTY720投与による末梢血T細胞の侵入減少でラット皮膚移植片の生着期間が延長
製剤開発	1999	物質・用途特許 特許第4434486号	活性成分としてFTY720またはその医薬上許容しうる酸付加塩,ならびにシクロデキストリン類を含む医薬組成物
臨床試験（腎移植）	2002	Budde et al., J Am Soc Nephrol.	腎移植後の免疫抑制剤として2000年ごろから治験実施（～5mg）
製剤開発	2004	製剤特許 特許第5495467号	S1P受容体アゴニストおよび糖アルコール類を含有する経口投与に適した固形医薬組成物
臨床試験（腎移植）	2006	Budde et al., Clin Transplant.	腎移植後の免疫抑制の第Ⅲ相試験で優位性を示せず
臨床試験（MS）	2006	Kappos et al., N Engl J Med.	多発性硬化症（MS）に2003年から治験実施,POC取得（1.25mg）
臨床試験（MS）	2010	Cohen et al., N Engl J Med.	MS第Ⅲ相試験で比較対象薬のインターフェロンβに優位性あり
承認申請（日本）	2010		MS治療薬（2007年希少疾病用医薬品に指定）
承認取得（日本）	2011		MS治療薬（2010年：ロシア,米国承認,2011年：EU,日本承認）

略の両方が絡むものである.

　その後,前臨床試験では特異的な作用機序の解明に成功し,2000年あたりから

海外で臨床試験が開始されていると推測される．腎移植時の拒絶反応抑制剤としての用途では，第Ⅲ相試験において有用性不十分により開発が中止されるも，同時期にMSの第Ⅱ相試験でPOCが確認され，MS治療薬としての開発が本格化した．この期間に，改良された製剤特許が新たに出願されている．さらに，国際共同の第Ⅲ相試験で有用性が検証されたため，MS治療薬として承認申請に至った．MSは希少疾病であるため，迅速審査の対象になったと考えられ，ロシアと米国で2010年に，EUと日本で2011年に承認が得られている．

フィンゴリモドの研究開発では，創薬への着想が斬新であったこと，薬理評価で in $vivo$ 病態モデルを優先的に採用したこと，早期に海外導出して臨床開発を進めたこと，希少疾病であるMSという適切な適応症を選択したこと，などが成功の要因として大きいと思われる．また本薬は，$S1P_1$受容体の機能的アンタゴニストとして世界初であり，日本発のFirst-in-Class新薬である．研究開始から薬事承認取得まで25年はかかったようで，フィンゴリモドの物質特許出願から17年目，臨床開発開始からはおそらく10年目の承認であった．2014年6月現在では，80カ国以上の国または地域で承認されている．2012年にはブロックバスター（年間売上高10億ドル以上の超大型医薬品）になった．

2）フィンゴリモドの開発がもたらしたもの

知財戦略と薬事戦略，さらに臨床的意義，学術的意義などを**表5-4**にまとめた．フィンゴリモドの研究発案は京都大学で，その後，産学連携共同研究へ進んだ．化合物の創製と開発は企業で行われたが，薬理作用の解明には，手間のかかる in $vivo$ 病態モデルにこだわった研究者の学術的アプローチの貢献が大きいと思う．提携先である海外企業の薬事戦略も優れていたと感じる．作用機序に関しては，S1Pの細胞性免疫制御機構の発見という，学術的な貢献は非常に大きく，アカデミアへの大きな還元にもつながった．フィンゴリモドは，産学連携で達成されたアカデミア創薬の好事例で，かつ日本が世界に誇る創薬事例といえるであろう．

ところで，フィンゴリモドは，開発当時の製薬業界の荒波を生き抜いて成功に至った創薬シーズとしても興味深い．すなわち2000年代初頭は，製薬業界にはM&A（企業の合併・買収）の波が押し寄せており，驚くべきことにフィンゴリ

表5-4 フィンゴリモド開発の戦略と意義

戦略と意義	内容
開発の知財戦略	・天然化合物を改良して薬物プロファイルの優れたフィンゴリモドを合成し,特許化 ・免疫抑制作用が有用な疾患を広くカバーして用途特許を取得
開発時の薬事戦略	・病態を模倣したフェノタイプアッセイ(in vivo モデル)で評価し,新規作用機序を発見 ・腎移植時の免疫抑制で優位性が立証できず,多発性硬化症への適用変更で展開 ・適応症の変更で用量が免疫抑制剤としての投与量の1/4となり副作用軽減,注射剤から経口剤に変更して有用性を向上 ・第Ⅲ相試験で,新たな臨床評価項目を設定し,優位性を立証
臨床上の意義	・有用性の高い新規な多発性硬化症治療薬を創製 ・従来薬よりも有効性が高く,経口剤で利便性もよく,治療の患者負担を大きく軽減
業界への波及効果	・早期から世界展開し,2012年にブロックバスター化 ・内外の多くの製薬企業で改良型新規 $S1P_1$ 受容体阻害薬の開発を開始
アカデミアの貢献	・京都大学の藤多哲朗教授(当時)の研究が端緒であり,アカデミア発の創薬シーズの事業化 ・産学連携での役割分担を明確にして推進し,活性成分がマイリオシンであることを同定
学術上の意義 (アカデミアへの還元)	・$S1P_1$ 受容体阻害という新規な免疫制御機構を見いだし,免疫学に大きなインパクトを与えた ・スフィンゴシンの新たな生物学的作用が発見された

モドの開発企業は,吉富製薬→ウェルファイド(1998年)→三菱ウェルファーマ(2001年)→田辺三菱製薬(2007年)という3回の企業合併を経て,最終的に田辺三菱製薬株式会社が開発を継続している.製薬企業の合併・買収は決して珍しいことではないが,多くの場合は合併時に研究開発テーマ(パイプライン)の見直しが行われ,成功率の低いテーマや重複するテーマは中止されることが多い.フィンゴリモドは,こうしたパイプラインの見直し3回と適応症変更という試練をもくぐり抜けて開発が継続され,MSの革新的なFirst-in-Class医薬品として世界各国で承認されたのである.こうした背景も考慮すると,フィンゴリモドに賭ける研究開発者の熱意と努力は並々ならぬものであったと感じざるをえない.

Column

「深は新」,「真は進」

　筆者が入社した企業の研究所には,初代所長の「深は新」という標語が掲げられていた.深い研究ほど新発見につながるという意味である.非常に明快で,研究の励みとなる言葉であった.企業在職28年を経て大学に転じた際,大学の研究は深いので多くの新発見があり,実用化のタネが豊富にあると期待した.ところが,現実はそう単純ではなかった.大学の研究は深いが,特許を出願しても,実用化の方向が見えにくく,簡単には企業への技術移転にはつながらない.「深は新だが,進ならず」という状況であった.

　その後,わが国最古で最大規模のがん専門医療機関である,公益財団法人 がん研究会に勤務することになった.がん研究会の病院に勤める医療従事者は,日夜がん治療の最前線で働いているわけであり,話を聞くたびに真の医療ニーズに気づかされた.そのニーズに応えるべく産学連携に着手し,そのひとつとして,わずか2年で製品化にまで漕ぎつけた「乳がん患者用インナーウェア」がある(図).乳がんの放射線治療時に生じる皮膚炎部位を保護するための患者用の下着である.

　医師や看護師向けには優れた機能とデザインの衣料が多く開発されているのに,病気と闘う患者向けの衣料はほとんど開発されていなかったことを受け,現場から発案があった.がん研病院の放射線治療医と看護師が訴えた患者ニーズに,繊維メーカーが応えて産学協働が開始された.メーカーからは女性スタッフも参加し,連携マネジメント手順の合意,特許の共同出願,ライセンス契約の締結,試作品の学会発表で潜在市場の調査,院内倫理審査を経て患者試用試験と,開発は順調に進み,素材,機能,着心地,デザインにこだわった斬新な製品が開発された.患者評価も上々で,「製品の出来栄えもさることながら,私たちの悩みを気づかってくれる気持ちがうれしい」という感想も寄せられた.

　やはり,産学連携の成功には「真のニーズ」を探る努力が欠かせない.「真は進」であることに気づかされた.

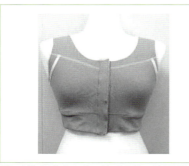

図　がん研究会と東レ株式会社で共同開発した「乳がん患者用インナーウェア」

公益財団法人がん研究会,東レ株式会社による2014年7月10日発表のプレスリリース「乳がん患者向けケアウェアの共同開発」より.

5-4　創薬の成功事例からの考察

　本章では，わが国で開発された2種の低分子化合物のFirst-in-Class医薬品を教材として，ケーススタディーから，創薬の研究開発を検討してみた．これらの開発経緯から示唆に富むいくつかの考察を行うことができるので，ここで簡単にまとめてみたい．

◆ 薬事申請を見すえた対象疾患と評価系の選定を行う

　ナルフラフィンもフィンゴリモドも，開発対象領域は決して新規分野ではないが，満足度の高い十分な治療を行える既存薬がなく，臨床上の需要が満たされていない領域(unmet medical needs)を的確に狙って研究開発が展開されている．化合物合成にも独自性の高いコンセプトで工夫が凝らされ，担当した合成化学者の創意工夫と苦労がしのばれる．

1) 化合物のスクリーニング法の工夫

　化合物の評価系は，どちらのケースも，いわゆる*in vivo*評価系を主体としたフェノタイプアッセイである．分子標的薬のように，創薬ターゲットとなる標的分子が同定されている場合には，HTSという手法が多用されるが，鎮痛(ナルフラフィン)や免疫抑制(フィンゴリモド)という，いわば病態や症状の改善を狙った場合には，必然的にフェノタイプアッセイが主体となったという背景があると思われる．フェノタイプによる評価系を用いる利点は，病態を反映しているために，臨床評価との整合性が得やすいことである．一方で，*in vivo*評価が必要となることが多いので，手間がかかり，なおかつスループットが低いので，大規模スクリーニングには適していないことが難点となる．

　対象疾患の病態を反映し，かつスループットをいかに高めるかが探索研究における化合物スクリーニングの重要事項である．はじめに選択される化合物のスクリーニング法は，その後のPOC取得と適応症の選定にもかかわり，創薬の成功率にも大きく影響することから，探索研究段階で十分に留意しておきたい事項である．

　また，狙う病態や標的分子によっては，独自の化合物評価系を構築する必要

があることにも留意しておきたい．とくにアカデミアの場合は，化合物ライブラリーは豊富ではないものの，ユニークな評価系を作製できれば，豊富な化合物ライブラリーをもつ製薬企業と連携するという戦略も展開できるからである．別の見方をすれば，病態機序を的確にとらえて見いだされた化合物は，その薬理作用の効力に合った対象疾患の選択さえできれば，創薬の道が大きく開けると思われる．その意味からも，臨床上のunmet medical needsの情報を十分に得ておくことが重要である．

2) TDD ?　PDD ?

創薬における評価系に関しては最近興味深いレポート[29]が出ている．1999～2013年の14年間にFDAに承認された低分子抗がん薬（small-molecule NME）48種が，どのようなスクリーニング法で化合物を選定したものかという調査研究の報告で，これによれば31種が標的分子に対する修飾をベースにした方法〔TDD (Target-based Drug Discovery)〕であり，17種が標的にとらわれない表現型をベースにした方法〔PDD (Phenotype-based Drug Discovery)〕であったという．一見，TDDが有利であったようにみえるが，疾患の多様性や病態の違いを考慮すると，今後は作用機序を考慮したMechanism-informed PDDを中心に据えるのがよいであろう，とレポートは結んでいる．

がん治療薬の分野は，細胞増殖にかかわるキナーゼやドライバー遺伝子がよく研究されている領域であり，創薬のための治療標的を決定しやすい（Target-basedで進めやすい）といえるが，がんの不均一性や多様性がしだいに明らかになってくるにつれ，TDDのみでは限界が出てきたという理解であろう．また同様に，免疫疾患や神経変性疾患など，PPI (Protein-Protein-Interaction) や複数のパスウェイが絡む疾患では，TDDの前提となる標的分子を絞り込むことが難しく，画一的にHTSを優先する手法よりは，効率は落ちても，病態表現型のフェノタイプアッセイでの評価が望ましいといえるかもしれない．

ただし，効率からいえばHTSは捨てがたい．作用点がある程度絞り込めているのであれば，その標的分子を修飾する*in vitro*評価系の一次スクリーニング法としての価値は大きい．また，複数の作用点が絡むのであれば，多段階のHTSを行うほか，病態表現型の再現が期待できるiPS細胞を活用した*in vitro*評価系

を用いて工夫すれば，スループットが向上する可能性がある．こうした背景も考慮して，今後はMechanism-informed PDDにも注目しておきたい．

◆ 医薬品化を目指すならば製剤開発にも注力を

さらに，製剤開発の重要性にも言及しておきたい．ナルフラフィンもフィンゴリモドも製剤開発では苦労がみられている．

1）実際にヒトに投与するかたちを決める

ナルフラフィンは，比活性が非常に高く，1投与量はμg単位で薬効が発現するため，安定化微量製剤の開発が課題となった．検討を重ねた結果，ソフトカプセルを選択し，苦労のうえに製剤化して新たな特許取得も行っている[30]．

フィンゴリモドも注射剤で開発が始められたが，MSを対象とした場合，患者の利便性と服薬上のコンプライアンスを考えれば経口剤が最適であり，そのための製剤開発が行われ，新たに製剤特許が出願された．特許審査の経過情報を調べてみると，この経口製剤特許では一度は拒絶査定を受けており，その後に不服審判を経て，登録査定となっている[31]．企業にしてみれば，事業を展開するうえで，実際の製剤処方に影響する重要な製剤特許であるゆえ，拒絶査定を受けても不服審判を行い，権利化に努力したことをうかがわせる．

このように，先行する化合物特許のあとに新たな製剤特許を権利化する場合には，先行特許に記載した剤型に関する記述に対して進歩性を主張する高度な製剤処方データが求められるため，製剤研究の能力が結果を左右する．

2）製剤特許は物質特許をフォローする

一般に，医薬品の有効成分は，早期に物質特許として出願されるために，薬事承認取得後には（原則20年間の存続期間に加えて最長5年間の延長期間が得られたとしても）ほどなく特許権の保護期間の満了を迎え，研究開発投資を十分に回収するためには時間が少ない．しかし，その後の事業の保護には，あとから出願された製剤特許が大きく貢献することがよくある．外国企業への技術導出でも，製剤特許が活用されるケースが多いと聞く．また，ノウハウが確立していれば，製剤として輸出できる．その意味でも製剤特許は事業展開上で非常に

重要である．

　さらに，今後期待されるペプチド医薬品や核酸医薬品の実用化のためには，製剤技術とDDS（Drug Delivery System）がキーテクノロジーになるともいわれており，製剤処方の開発と製剤特許の重要性が増すことは間違いないであろう．

◆ 成功事例が伝える現場主義と科学への貢献
1）化合物の特性と的確な医療ニーズに応える
　ナルフラフィンとフィンゴリモドの臨床開発においては，偶然ではあるが，どちらも開発途中で適応症の変更があった．治験成績を検討して開発途中で適応症の変更をすることは決して珍しいことではないが，変更時には，それまでの臨床データを十分に考慮しつつ，かつ臨床ニーズと市場性の両方を新たに調査して設定し，治験計画の設定と開発スケジュールの見直しを行うなど，多大な作業をできるだけ短時間に行う必要がある．それゆえ，開発担当者の労力は非常に大きくなる．フィンゴリモドの事例では，国際共同治験で開発されていたため，複数国に対する膨大な手続きが行われたと思われる．

　たいへん興味深いのは，結果として両薬剤ともに，より低用量で有効性が認められた疾患に適応症が変更されたことである．これは安全性の向上にもつながり，また的確なunmet medical needsにマッチしたために，事業展開上も好ましい選択となったといえる．

2）新たな評価指標の導入
　両薬剤とも，開発経緯からは，適応症変更に伴い，臨床評価指標が新たに吟味されて採用されている点も興味深い．ナルフラフィンでは，従来は痛みの評価に使われていたVASを痒み評価に導入し，感覚量を定量評価することに成功した．一方，フィンゴリモドでは，MRIに基づく炎症所見と年間再発率を取り入れ，客観的な評価指標で治験が設計されている．

　一般に，新規な作用機序によるFirst-in-Class医薬品の開発では，作用機序が新しいために，臨床評価指標も新たに検討しなくてならない場合がある．このとき，病態改善という臨床的な意義を主張できる臨床評価指標の開発が重要となる．それゆえ，創薬シーズが開発段階に移行してからも，研究部門が作用機

序の解明と臨床評価につながる指標の開発に関与する場合も多い.

3) 基礎医学と創薬科学の相互関係

ナルフラフィンでは,生体の痒み知覚の制御において,μオピオイド系(痒み誘発)とκオピオイド系(痒み抑制)がバランスをとっていることが新たに見いだされた.一方,フィンゴリモドでは,S1Pシグナルが関与したリンパ球の体内循環と細胞性免疫作用のメカニズムが新たに見いだされた.これらは,unmet medical needsに潜んでいる科学的な現象を綿密な病態解析から解き明かしたものである.こうした学術的に新しい発見や作用機序は,病態生理学上も貴重であり,そのまま創薬研究の歴史的な進歩にも寄与するものである.

参考文献

1) 独立行政法人 医薬品医療機器総合機構(PMDA):http://www.pmda.go.jp/(2015年9月現在)
2) 医療用医薬品 情報検索:http://www.pmda.go.jp/PmdaSearch/iyakuSearch/(2015年9月現在)
3) 臨床研究情報ポータルサイト:http://rctportal.niph.go.jp/(2015年9月現在)
4) 特許庁:https://www.jpo.go.jp/indexj.htm(2015年9月現在)
5) 長瀬博,河合孝治:ファルマシア,46:521-525, 2010.
6) Tsuji M, et al.:Life Sci, 68:1717-1725, 2001.
7) Togashi Y, et al.:Eur J Pharmacol, 435:259-264, 2002.
8) Umeuchi H, et al.:Eur J Pharmacol, 477:29-35, 2003.
9) Utsumi J, et al.:Antipruritic activity of a novel kappa-opioid receptor agonist, TRK-820. Basicmechanisms and Therapy, Yosipovitch G, et al. eds, p. 107-114, 2004.
10) 内海潤,長瀬博:バイオサイエンスとインダストリー,68:28-33, 2010.
11) 大森健太郎 ほか:日本透析医学会誌,34:1469-1518, 2001.
12) Kumagai H, et al.:Perspects for a novel κ-opioid receptor agonist, TRK-820, in uremic pruritus. Basicmechanism and Therapy, Yosipovitch G, et al. eds. p. 279-286, 2004.
13) 中尾薫 ほか:日本薬理学雑誌,135:205-214, 2010.
14) 独立行政法人 医薬品医療機器総合機構:審査報告書48022000_22100AMX00392_A100_2, 2008.
15) 堀内保秀:ファルマシア,48:323-325, 2012.
16) Kumagai H, et al.:Nephrol Dial Transplant, 25:1251-1257, 2010.
17) Kumagai H, et al.:Am J Nephrol, 36:175-183, 2012.
18) Phan NQ, et al.:Acta Derm Venereol, 92:502-507, 2012.
19) 江畑俊哉:ナルフラフィンの開発経緯とかゆみのメカニズム.第111回日本皮膚科学会総会イブニングセミナー3, 2012.
20) Tominaga M, et al.:J Invest Dermatol, 127:2228-2235, 2007.
21) 千葉健治:ファルマシア,48:526-530, 2012.

22) 安達邦和：有機合成化学協会誌, 69：904-911, 2011.
23) Chiba K, et al.：J Immunol, 160：5037-5044, 1998.
24) Salvadori M, et al.：Am J Transplant, 6：2912-2921, 2006.
25) Kappos L, et al.：N Engl J med, 355：1124-1140, 2006.
26) Cohen JA, et al.：N Engl J med, 362：402-415, 2010.
27) 難病情報センター：多発性硬化症 http://www.nanbyou.or.jp/entry/294（2015年9月現在）
28) 独立行政法人 医薬品医療機器総合機構：審査報告書400315000_22300AMX01214_A100_2
29) Moffat JG, et al.：Nat Rev Drug Discov, 13：588-602, 2014.
30) 堀内保秀 ほか：日本国特許第3743449号「4,5-エポキシモルヒナン誘導体を含有する安定なソフトカプセル剤」（2004年7月16日出願）
31) 大村朋幸 ほか：日本国特許第5495467号「固形医薬組成物」（2004年4月6日出願）

Column

イノベーションを生む人

　筆者が企業へ入社後間もないとき，先輩社員が「この会社で出世する秘訣を教えてやろう」と言い出したので，新入社員たちが集まった．先輩が言うには「その秘訣とは，仕事を120％すること」であった．あまりに当たり前の言葉に，もっとすごいノウハウか処世術を期待していた新入社員は，皆がっかりであった．しかし続けて，「いつも100％以上の仕事をする部下がいれば，上司はかならず引き上げるものだ」と言うので，「それはそうだろう」と納得できた．

　筆者が在職していたのは，大手繊維メーカーの医薬研究所で，革新性を重んじる風土があり，研究者の自由度は高く，能力ある研究者は働きやすい場所であったと思う．メーカーであるため，理屈よりは実験データで勝負しなくてはならず，ひたすら実験を繰り返す毎日であった．

　研究者らは競い合って研究をしていたが，成果を出していたのは，出身大学に関係なく，発想がユニークで，かつ，それを実験結果で示すことのできる研究者であった．知識の量や「有能」と「無能」という単純な基準で推し量ることはできず，あえていえば「異能」で，ひたむきな研究者であった．ユニークな発想で実験量が多い研究者の仕事は，仕事の達成度についても，おそらく「120％以上の仕事」の域に達していたように思う．こういう人が「イノ（異能）ベーション」を生むのであろう．

おわりに

　創薬における薬事と特許の連携戦略という趣旨で本書をまとめてみたが，執筆を終えてみても，改めて創薬は難しいと感じる．だからこそ，費用と時間と取り組みかたを少しでも効率的に工夫したい，というのが本書の原点であった．なにしろ，医薬品の研究開発に十数年の年月がかかることを考えると，製薬会社に就職した企業マンや創薬を目指して大学や研究機関に在職している研究者であっても，30年程度の在職期間のうちに創薬成功にかかわることのできるチャンスは1～2回しかないことになる．このことを認識すれば，チャンスを活かすためには，とても，漫然と与えられた仕事をこなすだけで満足していてはいけないのではないだろうか．創薬の仕事を全体像で捉えて，そのなかで自分の役割達成のための戦略も考えてみるのがよいだろう．

　本書でも述べたとおり，医薬品の薬事審査では，最終的には医療と患者におけるベネフィットとリスクのバランスを考慮して承認の可否が判断される．ベネフィットの方が大きいことが当然であるが，このとき，創薬の研究開発者のスタンスはどうとるべきであろうか．これはあくまでも筆者の個人的な意見であるが，基礎研究から前臨床段階まではベネフィット重視で有効性の高い化合物の創製に注力し，臨床段階からはリスク重視で適切な適応症と用法用量を設定していくという方針がよいのではないかと思う．すなわち，化合物の探索と治療コンセプトの立証〔POC (Proof of Concept)〕から適応症の選択までは臨床的ベネフィットの向上を重視し，FIH (First-in-Human) の臨床試験からはリスクの軽減を重視して臨むということである．また，臨床応用時の患者選択と適切な使用法に関しては，今後，precision medicineの手法もリスクマネジメントに大きな貢献をすることは間違いないであろう．

　基礎研究者やバイオベンチャー企業の担当者と話をしていると，一貫してベネフィット重視で議論されることがある．しかし，臨床段階では，最大限のリ

スクを想定して臨まないと，開発自体が中断してしまうおそれがある．そもそもすべての開発品は，臨床試験までは"ヒトに使ってみないと薬にできるかわからない"レベルである．期待される成果がヒトで立証されれば幸運であると割り切って，安全性管理に配慮し，慎重に臨床開発を進めることが必要であろう．独立行政法人 医薬品医療機器総合機構（PMDA）関係者の話を聞くと，筆者はいつも，「臨床試験や実臨床では最大限のリスクマネジメントをしていただきたい」というポリシーを感じるのである．この考えかたを基本的で重要な戦略として研究開発の方針に取り込まれるとよいであろう．

　また，革新的な新薬の研究開発経緯を調べてみると，随所に研究開発者の英知と情熱と苦労が読みとれる．同様に，規制当局の審査報告書からは，審査担当者の英知と深い洞察，さらに，新薬をできるだけ適切なかたちで医療現場に届けたいという想いが伝わってくる．

　創薬とは，サイエンスをベースにし，手続きと規制を理解したうえで事業化戦略を描き，あとは関係者の情熱と想いが絡む，非常に人間臭い研究開発活動ではなかろうか．これからさらに経験と英知が蓄積され，発展することを期待したい．

日本語索引

あ 行

アカデミア創薬（Academic Drug Discovery） ……… 16, 39, 94, 97, 104, 114, 125
育薬 …………………………………………… 73
医師主導治験 ……… 39, 81, 88, 94, 104, 133
医薬品医療機器総合機構（PMDA） …………… 18, 20, 39, 59, 79, 138
医薬品医療機器等法（医薬品，医療機器等の品質，有効性及び安全性の確保等に関する法律） ………………………… 20, 41, 57, 83
医薬品リスク管理計画（RMP） …………… 82
医療機器 ……………………………………… 57
医療用医薬品 ………………………………… 2
インタビューフォーム ………………… 138, 139

エンドポイント ………………… 80, 115, 156

欧州医薬品庁（EMA） …………………… 20, 59
欧州特許庁（EPO） ……………………… 62, 143
オピオイド ………………………………… 149
　── κ受容体作動薬 ………………… 149, 150
　── 受容体 ……………………………… 149
　── バランス …………………………… 157
オーファンドラッグ
　（希少疾病用医薬品） ……………… 15, 75, 108

か 行

外国出願許可制度 ………………………… 124
開発業務受託機関（CRO） …………… 19, 43, 79
化合物ライブラリー ……………………… 77

技術移転機関（TLO） ……… 58, 111, 116, 125
希少疾病用医薬品
　（オーファンドラッグ） …………… 15, 75, 108

研究開発費 ……………………………… 12, 43
　── 率 ………………………………………… 8

工業所有権情報・研修館（INPIT） …… 43, 142
厚生労働省 ………………………………… 18
抗体医薬品 ……………………………… 3, 71
公知申請 …………………………………… 15
後発医薬品 ………………………………… 32
国立衛生研究所（NIH） …………………… 57
個別化医療 ……………………………… 76, 85
コンパニオン診断 ………………………… 86
　── 薬 …………………………………… 76

さ 行

サイエンス・リンケージ ………………… 94
再審査制度 ………………………………… 74
再生医療等製品 ………………………… 41, 57
最大耐容量（MTD） ……………………… 80
サポート要件（特許法第36条6項） …… 70, 118
産学連携 ……… 16, 94, 97, 103, 112, 125
　── プログラム ………………………… 127

ジェネリック医薬品 …………………… 32, 74
視覚アナログ尺度（VAS） ……………… 156
実験的 POC ………………………… 13, 46, 101
市販後調査 ……………………………… 7, 18
止痒薬 …………………………………… 153, 160
食品医薬品局（FDA） ………………… 20, 59
職務発明 ………………………………… 103
「新規性喪失の例外」規定
　（特許法第30条） ………………………… 123
審査報告書 ……………………… 139, 157, 170
新有効成分含有医薬品（NME） ……… 2, 14

スフィンゴシン 1-リン酸（S1P） ……… 166
　── 受容体1（S1P$_1$受容体） …………… 166

製剤特許 ………………………… 72, 107, 145, 179
製造販売業許可 …………………………… 81
生物学的利用能
　（バイオアベイラビリティ） ……… 17, 71
製法特許 ………………………………… 66, 145

索　引

世界知的所有権機関（WIPO）……… 62, 143
先行技術調査 …………… 69, 115, 118, 143
前臨床試験 ……………………………… 67

創薬シーズ ……………… 13, 33, 94, 98, 102

た　行

第Ⅰ相試験 ………………………… 18, 80
第Ⅱ相試験 ………………………… 18, 80
第Ⅲ相試験 ………………………… 18, 81
多発性硬化症（MS）………………… 163
　── 治療薬 ……………………… 174
タンパク質間相互作用（PPI）……… 72, 178

治験（臨床試験）………… 18, 21, 79, 141, 145
　──，医師主導 ………… 39, 81, 88, 94,
　　　　　　　　　　　　　　　104, 133
治験施設支援機関（SMO）……………… 43
知的財産権 ……………………………… 23
鎮痛薬 …………………………… 149, 150

低分子抗がん薬 ……………………… 178
適応症 ………………… 66, 108, 139, 144, 180
データ保護期間 ………………………… 29, 74
データ保護制度 ………………………… 74
添付文書 …………………… 47, 138, 139

冬虫夏草 ……………………………… 163
毒性試験 ……………………………… 78, 87
特許
　── 期間延長制度 ……………… 74
　── 事務所 ……………………… 43
　── 出願 ………………………… 25, 121
　──，製剤 ………… 72, 107, 145, 179
　──，製法 ……………………… 66, 145
　── 存続期間 …………………… 9, 25
　──，物質 ……… 25, 66, 120, 144, 145
　── 保護の対象 ………………… 68
　── ポートフォリオ ……… 29, 32, 45, 46,
　　　　　　　　　　　　　　　66, 87
　── 明細書 ……………… 43, 68, 114
　──，用途 ……… 66, 107, 120, 144, 145

特許協力条約（PCT）…………………… 27
特許庁（JPO）………………… 39, 62, 138
　── データベース（J-PlatPat）…… 134
特許法第30条
　（「新規性喪失の例外」規定）……… 123
特許法第36条6項（サポート要件）…… 70, 118
ドラッグラグ …………………………… 2
ドラッグ・リポジショニング……… 69, 73,
　　　　　　　　　　　　　　　107, 132
トランスレーショナル・リサーチ …… 18,
　　　　　　　　　　39, 41, 94, 105, 133

な～も

ナルフラフィン ………… 149, 150, 177, 180
難治性そう痒症治療薬 …………… 149, 160
日本医療研究開発機構（AMED）……… 57
日本製薬工業協会（製薬協）…………… 9, 14

バイオアベイラビリティ
　（生物学的利用能）………………… 17, 71
バイオ医薬品 …………………… 3, 71, 96
バイオシミラー ……………………… 32, 74
バイオマーカー ………… 76, 86, 98, 101
バイオリソース ……………………… 101
ハイスループット
　スクリーニング（HTS）………… 167, 178
バイ・ドール規定 …………………… 106
パテントクリアランス調査 ………… 42, 69
パテントクリフ（patent cliff）……… 32
パテントファミリー ………………… 144

非臨床試験 ……………… 17, 21, 78, 145

フィンゴリモド
　（FTY720）……… 163〜166, 172, 177, 180
フェノタイプアッセイ ……………… 177
付加価値 ………………………………… 9
物質特許 ………… 25, 66, 120, 144, 145
ブロックバスター ……………… 14, 174

米国仮出願制度 ……………………… 123

米国国立衛生研究所(NIH) 57
米国食品医薬品局(FDA) 20, 59
米国特許商標庁(USPTO) 62, 143

マイリオシン 164, 172
マテリアル・トランスファー契約(MTA) ... 96

メディカルライティング 44
免疫抑制剤 163, 172

薬事戦略相談制度 41, 133
薬事法改正 57
薬物動態(PK) 18, 77, 78
薬理試験 78, 87
薬価(薬価基準) 7, 14
薬機法(→ 医薬品医療機器等法もみよ) ... 57

用途特許 66, 107, 120, 144, 145

利益相反(COI) 126, 128
臨床試験(治験) 18, 21, 79, 141, 145
臨床的 POC 104
臨床評価指標 180

レギュラトリーサイエンス
　(regulatory science) 19, 45, 100, 105

や〜わ

薬事承認 9, 20, 82, 145
　── 取得 7
　── 審査 16
　── 申請 7, 81

外国語索引

A〜D

Academic Drug Discovery 16, 96
ADDC (Academic Drug Discovery
　Consortium) 104
ADME 18, 67, 77, 78
AMED (Japan Agency for Medical
　Research and Development) 57

Best-in-Class 85, 105, 110

CDISC (Clinical Data Interchange
　Standards Consortium) 54, 81
CMC (Chemistry, Manufacturing and
　Control) 155
COI (Conflict of Interest,
　利益相反) 126, 128
CRO (Contract Research
　Organization) 19, 43, 79
CTD (Common Technical
　Document) 51, 52, 77

DDS (Drug Delivery System) 71, 180

E〜H

EMA (European Medicines
　Agency) 20, 59
EPO (European Patent Office) ... 62, 143
Espacenet 143

FDA (Food and Drug
　Administration) 20, 59
FIH (First-in-Human) 18, 79
First-in-Class 85, 105, 110, 132, 147,
　　　　　　　　149, 154, 161, 163, 174, 177, 180
Foreign filling license 124
FTO 調査
　(Freedom to Operate 調査) ... 42, 69, 119
FTY720 (フィンゴリモド) 163, 165, 172

GCP (Good Clinical
　Practice) 21, 47, 73, 77, 80, 132

索 引

GLP（Good Laboratory Practice） ･･･････････････ 21, 47, 77, 79, 132
GMP（Good Manufacturing Practice） ･･･････････ 21, 46, 73, 77, 78, 132
Good Practice ････････････････････････ 21, 53
GPSP（Good Post-marketing Study Practice） ･････････････････････････ 21, 73
GVP（Good Vigilance Practice） ･･････ 21, 82

HTS（high-throughput screening） ･･････････････････････ 167, 178

I～M

ICH（The International Conference on Harmonization of Technical Requirements for Registration of Pharmaceuticals for Human） ･･････････････････････････････ 20
IMI（The Innovative Medicines Initiative） ･･･････････････････ 60, 104, 126
iPS 細胞 ･･･････････････････････････････ 57

J-PlatPat ･････････････････････ 134, 142, 144
JPO（Japan Patent Office） ･･････ 39, 62, 138

Mechanism-informed PDD ･･････････････ 178
MS（multiple sclerosis） ･･･････････････ 163
──，治療薬 ･･････････････････････････ 174
MTA（Material Transfer Agreement） ･･･ 96
MTD（Maximum Tolerated Dose） ･･････ 80

N～R

NCATS（National Center for Advancing Translational Sciences） ･････････････ 60
NIH（National Institutes of Health） ･･････ 57
NME（New Molecular Entity） ･････････ 2, 14

PATENTSCOPE ･･････････････････ 143, 144

PCT（Patent Cooperation Treaty） ･･･････ 27
PDD（Phenotype-based Drug Discovery） ･･････････････････････････ 178
personalized medicine ･･････････････ 76, 85
PK（pharmacokinetics） ･･･････････････ 77
PMDA（Pharmaceuticals and Medical Devices Agency） ･････････････ 18, 20, 39, 59, 79, 138
POC（Proof of Concept） ･･････････ 13, 17, 80, 105, 169, 174, 177
──，実験的 ･･･････････････････ 13, 46, 101
──，臨床的 ･････････････････････････ 104
PPI（protein-protein interaction） ････ 72, 178
precision medicine ･･････････････････ 76, 85

RMP（risk management plan） ･･･････････ 82

S～Z

S1P（スフィンゴシン1-リン酸） ･････････ 166
──受容体機能的アンタゴニスト ･････ 163
S1P₁受容体（スフィンゴシン1-リン酸受容体1） ･･････ 166
SMO（Site Management Organization） ･･･ 43

TDD（Target-based Drug Discovery） ･･･ 178
TLO（Technology Licensing Organization） ･･････････ 58, 111, 116, 125

unmet medical needs ･･････････ 14, 98, 101, 105, 152, 177, 178, 180
USPTO（United States Patent and Trademark Office） ････････････････ 62, 143

VAS（Visual Analogue Scale） ･････････ 156
VOL（Value of Life） ･･･････････････････ 15

WIPO（World Intellectual Property Organization） ･････････････････････ 62, 143

著者略歴

内海　潤
うつみ　じゅん

公益財団法人がん研究会 知財戦略担当部長，理学博士．
1979年より東レ株式会社にて医薬品研究および臨床開発に従事後，2006年北海道大学知的財産本部教授（知的財産部長），2010年 京都大学大学院薬学研究科特定拠点教授等を経て，2013年より現職．MBA，技術士（生物工学），レギュラトリーサイエンスエキスパート（PMRJ認定），北海道大学客員教授，東京医科歯科大学客員教授，京都大学非常勤講師．ナルフラフィンの開発で平成22年度日本薬学会創薬科学賞，平成24年度大河内記念技術賞を共同受賞．著書に『新生化学実験講座 第3巻（日本生化学会編）』（共著，東京化学同人），『新バイオの扉』（共著，裳華房），『がん基盤生物学』（共編，南山堂）．

創薬研究のための
薬事と知財の連結戦略ガイド　　©2015

定価（本体3,200円+税）

2015年11月15日　1版1刷

著　者　内海　潤
　　　　　うつみ　じゅん

発行者　株式会社　南山堂

代表者　鈴木　肇

〒113-0034　東京都文京区湯島4丁目1-11
TEL 編集（03）5689-7850・営業（03）5689-7855
振替口座　00110-5-6338

ISBN 978-4-525-03011-7　　　　Printed in Japan

本書を無断で複写複製することは，著作者および出版社の権利の侵害となります．

JCOPY　<（社）出版者著作権管理機構　委託出版物>

本書の無断複写は著作権法上での例外を除き禁じられています．複写される場合は，そのつど事前に，（社）出版者著作権管理機構（電話 03-3513-6969, FAX 03-3513-6979, e-mail: info@jcopy.or.jp）の許諾を得てください．

スキャン，デジタルデータ化などの複製行為を無断で行うことは，著作権法上の限られた例外（私的使用のための複製など）を除き禁じられています．業務目的での複製行為は使用範囲が内部的であっても違法となり，また私的使用のためであっても代行業者等の第三者に依頼して複製行為を行うことは違法となります．